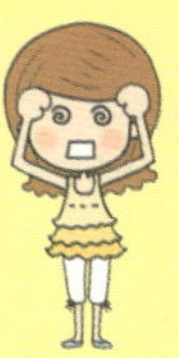
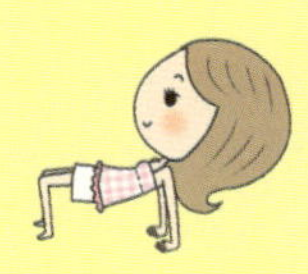

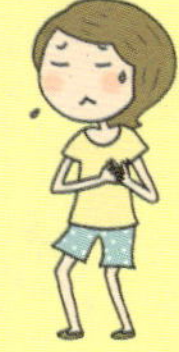
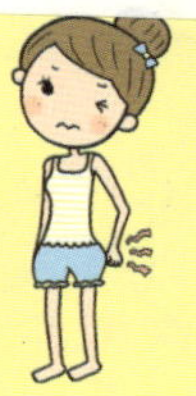
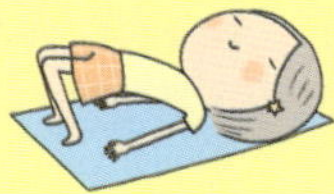
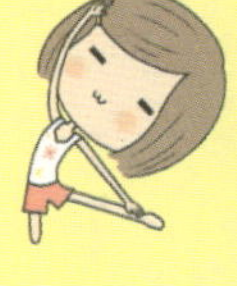
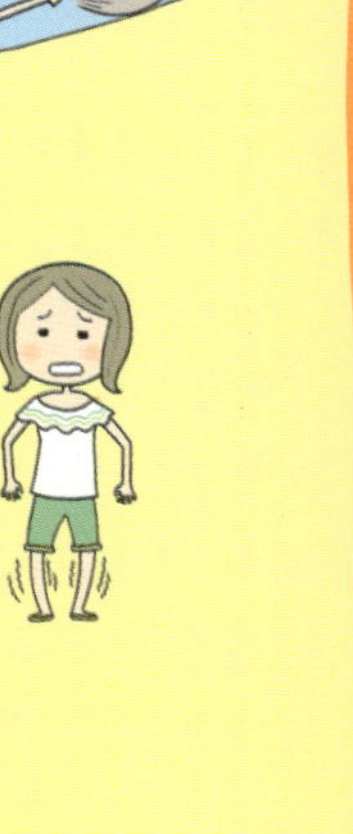
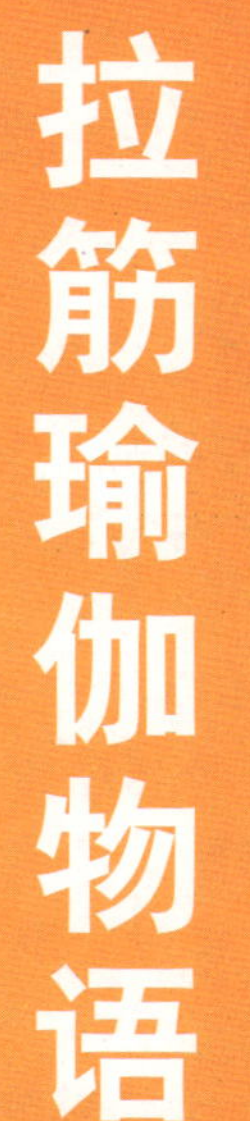

拉筋瑜伽物语

Stretch YOGA

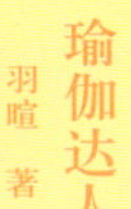

瑜伽达人
羽暄 著

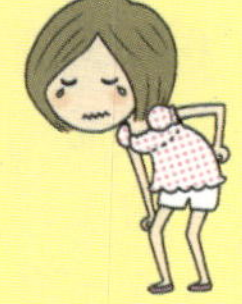
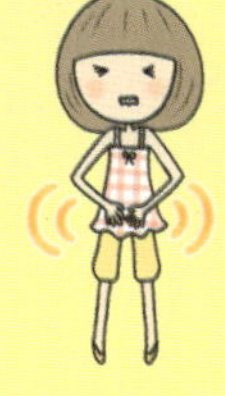
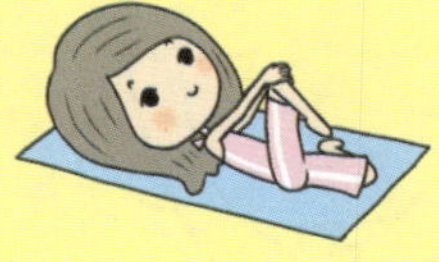
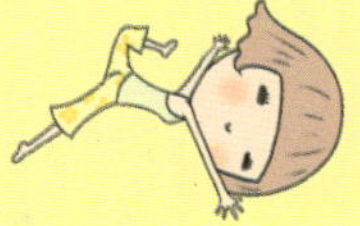
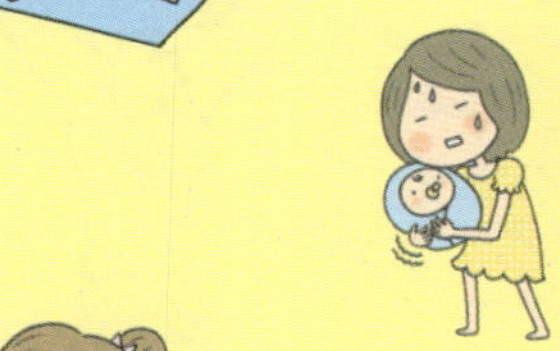
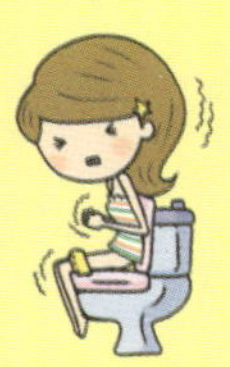
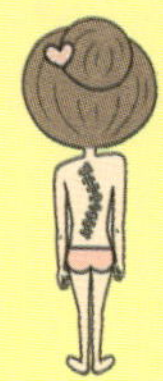
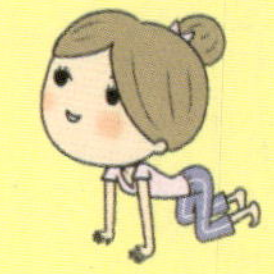
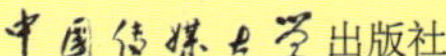

中国传媒大学出版社

前言

小心！你的“筋”正在萎缩……

“拉筋瑜伽”是一种“慢运动”，利用“独特的姿势”达到全身筋络的放松。

通过许多独特的姿势，达到“松筋”的效果，使肌肉保持柔软的弹性，改善各种酸痛，调节气血循环、放松神经，让身体由里到外得到完全的舒展与释放。

我们常常因为姿势不良而产生许多病痛，影响身心的平衡，“拉筋瑜伽”通过姿势与动作，帮助身体内在的活动恢复正常，用不同的姿势来调整身体结构，改善各种不同的病痛，同时也给予头脑、血液、神经、淋巴、各个腺体适度的刺激。

让僵硬的身体动起来吧，每天5分钟，告别酸痛和老化的危机！

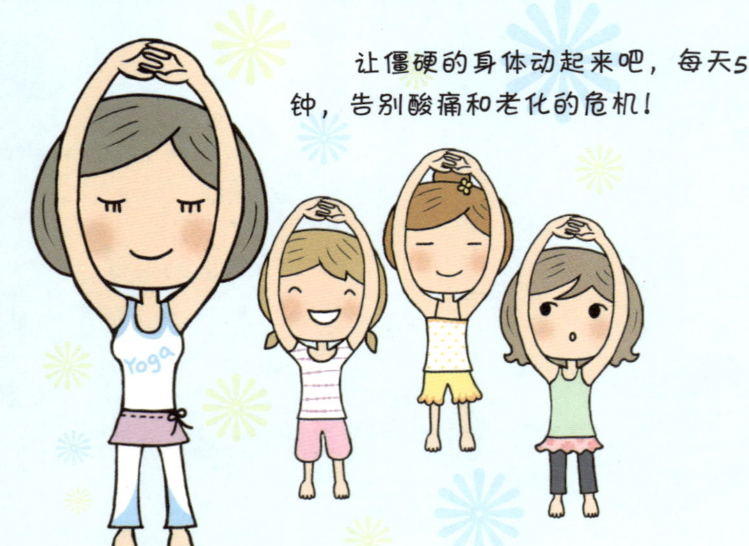

本书六大特色

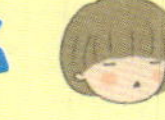

图文说明 [解说详尽，简单易懂！]

本书附以可爱的插图来图解人体（ **六大筋** ）：背筋、腹筋、扭转筋、侧面筋、手臂前侧筋、手臂后侧筋，此六大筋络皆有不同的重要功能，搭配图文说明，内容轻松易懂，实用好读。

特色 2

简单的小动作 [教你快速检测“筋”的健康状况！]

你知道吗？当你感觉双脚疲劳、下肢水肿时，其实是扭转筋及背筋出现“筋缩”的问题。书中设计许多简单的小动作，教你快速检测及判断“筋的健康”指数，针对筋缩的状况，特别设计“十大拉筋动作”，随时随地都能随意伸展。

特色 3

75招拉筋动作 [完全没有瑜伽基础，也能轻松上手！]

本书作者拥有丰富的教学经验及专业的复健医疗背景，设计的动作适合没学过瑜伽的普通人，不论是躺着、站着、坐着，还是搭配桌子、墙壁、毛巾，每招动作皆能伸展到不同部位，不只要拉筋，还要教你拉对筋。

特色 4

每天只要5分钟 [对症拉筋，迅速改善不适状况！]

针对现代人容易患的病症及形成的不良体态，如五十肩、便秘、骨盆歪斜等，分别设计出2～3招的拉筋动作，每天只要花5分钟，拉开僵硬的筋，让肌肉放松柔软，改善身体不适的状况，效果马上看得见！

特色 5

DVD示范教学 [30分钟速效拉筋教学，不用担心拉错筋！]

随书附赠“速效拉筋教学DVD”，搭配书中连续的拉筋动作，通过老师及学生的示范教学，不仅指导你如何做出“对”的拉筋姿势，针对容易出错的地方，也有错误提醒及完整说明，不必担心做错动作。

特色 6

特别收录《拉筋QA有问必答》 [一次性解决你对拉筋的疑惑！]

软筋体质的人适合做拉筋瑜伽吗？拉筋会不会长不高？做拉筋瑜伽身材会变好吗？到底哪些人适合做拉筋瑜伽？……对于拉筋瑜伽所产生的疑惑，本书一一解答，不分男女老幼，拉筋瑜伽适合任何初学者，是最方便也是效果最佳的居家运动。

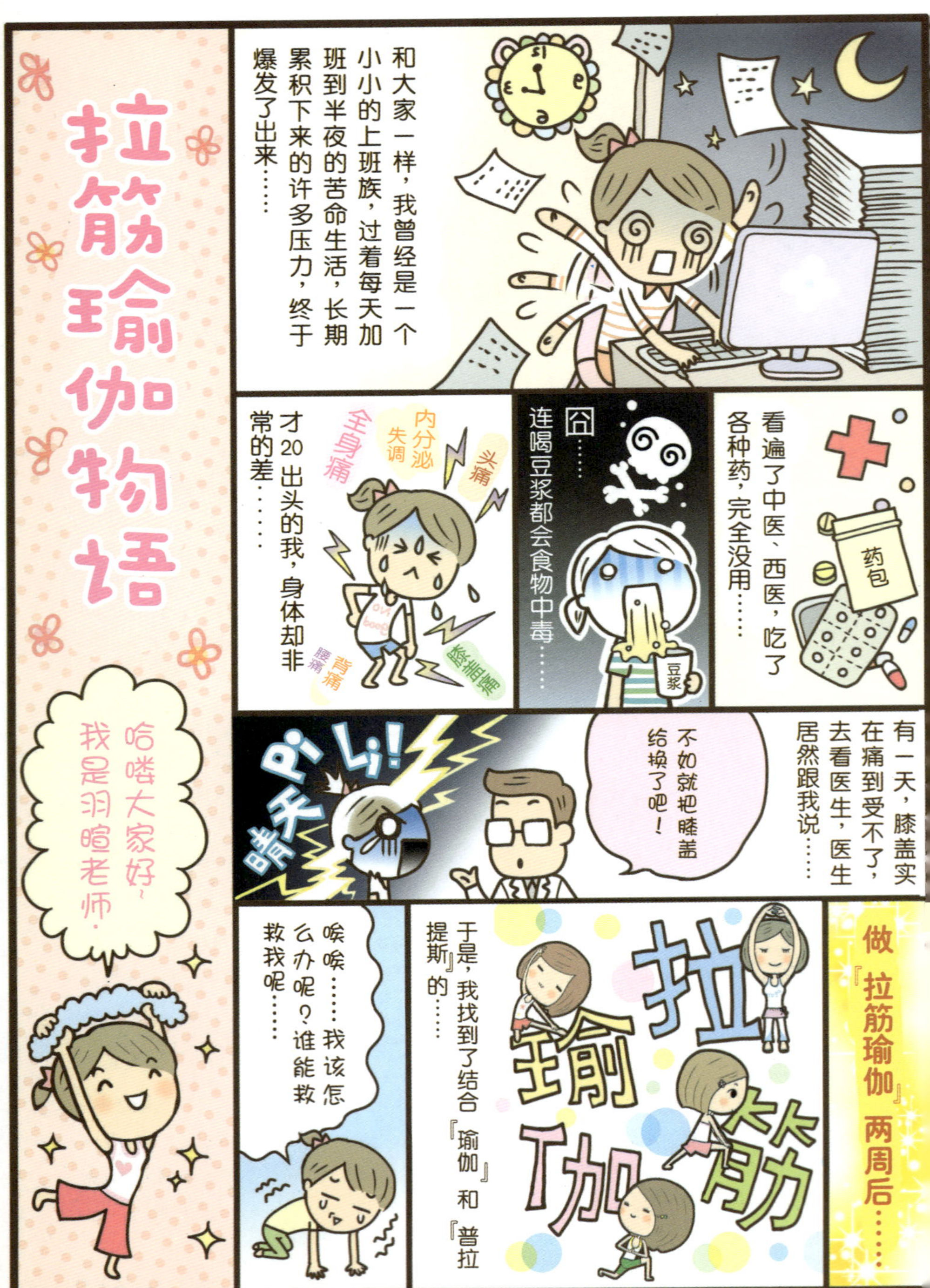

拉筋瑜伽物语
哈喽大家好~
我是羽暄老师·
和大家一样，我曾经是一个小小的上班族，过着每天加班到半夜的苦命生活，长期累积下来的许多压力，终于爆发了出来……
看遍了中医、西医，吃了各种药，完全没用……
药包
连喝豆浆都会食物中毒……
囧……
豆浆
才20出头的我，身体却非常的差……
全身痛
内分泌失调
头痛
膝盖痛
背痛
腰痛
有一天，膝盖实在痛到受不了，去看医生，医生居然跟我说……
不如就把膝盖给换了吧！
晴天PiLi!
做『拉筋瑜伽』两周后……
于是，我找到了结合『瑜伽』和『普拉提斯』的……
拉筋瑜伽
唉唉……我该怎么办呢？谁能救救我呢……

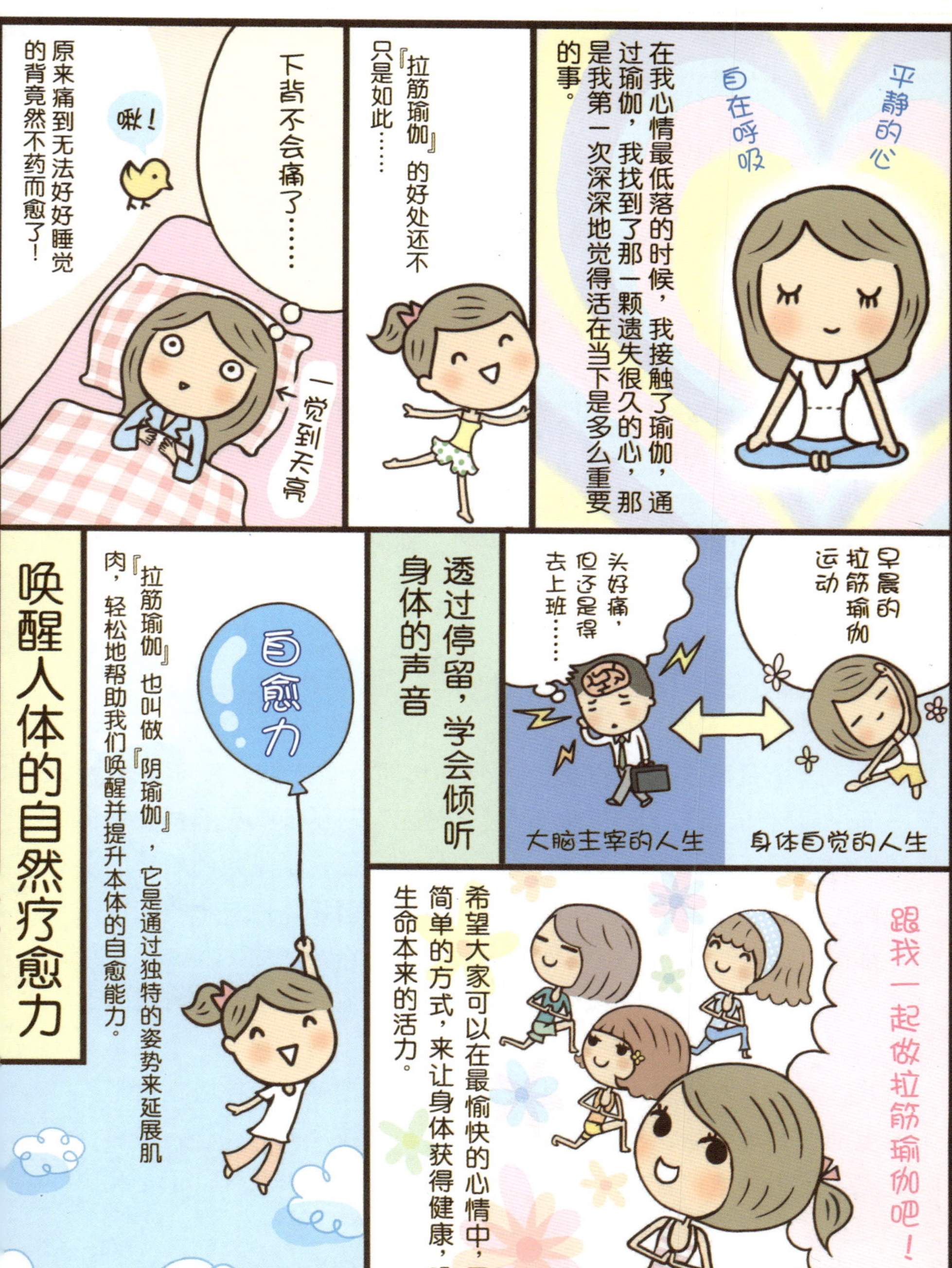

平静的心
自在呼吸
在我心情最低落的时候，我接触了瑜伽，通过瑜伽，我找到了那一颗遗失很久的心，那是我第一次深深地觉得活在当下是多么重要的事。
『拉筋瑜伽』的好处还不只是如此……
下背不会痛了……
啾！
一觉到天亮
原来痛到无法好好睡觉的背竟然不药而愈了！
早晨的拉筋瑜伽运动
头好痛，但还是得去上班……
身体自觉的人生
大脑主宰的人生
透过停留，学会倾听身体的声音
唤醒人体的自然疗愈力
自愈力
『拉筋瑜伽』也叫做『阴瑜伽』，它是通过独特的姿势来延展肌肉，轻松地帮助我们唤醒并提升本体的自愈能力。
跟我一起做拉筋瑜伽吧！
希望大家可以在最愉快的心情中，用最简单的方式，来让身体获得健康，唤起生命本来的活力。

作者序

忙碌的工作，让我失去了原有的生活品质

和大家一样，我曾经是一个小小的上班族，因为工作量大，小公司里总是一个人抵五个人用，加班到半夜的情况，对我来说是家常便饭，每天从早做到晚的工作，长期下来累积了许多压力。“为了工作而工作”，就是我当时的写照，过度工作在无形中影响了我的健康，让我的身体开始出现状况，身体原本没有的病痛，也不定时地一一爆发出来了，那时才突然惊觉，这真的是我所追求的生活吗？

病痛不断，中医、西医都无解，最后我找上“瑜伽”

一个月两次的肠胃炎、内分泌长期严重失调、经常性的腰痛、肩膀痛，体质及精神状况越来越差，甚至连喝豆浆都会食物中毒。渐渐地，我越来越不喜欢那样的自己，于是我开始求助于医生，看了许多中医、西医，也挂了许多门诊，但对于我的情况都没有任何的改善，身体及精神状况都到了一个极限。

某天，在一位医生的建议下，我试着找寻一个适合自己的运动，希望能通过运动来改善我的身体状况。其实我是一个很不喜欢运动的人，我想或许先从静态一点的运动开始会比较适合吧！上网搜寻一番后，结果找到一堆瑜伽、普拉提斯的课程，最后，忍不住想知道“普拉提斯”和“提拉米苏”的关联性，于是我决定去试试看。

由于我是一个对新鲜事物完全没有抵抗力的人，一开始被

这个新名词吸引之后，我的眼睛就再也无法移开了，好像有种魔力，让我非得把它看透，后来，真的发现了许多我非去不可的理由，尤其是它结合了东方瑜伽和有氧健身两者的特点。对脚骨并不那么柔软的我来说，它结合了各项运动的优点，并且能够以较为缓和的方式进行，又有显著的效果，正是我所需要的运动，怎么能错过呢！

“拉筋瑜伽”居然让我的疼痛不药而愈

两周后，困扰我很久的下背痛突然不药而愈，那时我真的吓了一大跳。我的下背部疼痛状况，已经严重到令我无法好好睡觉的程度，但是，它真的不药而愈了！我心里无比兴奋而且高兴地想要告诉每个人，“喔！杰克，这真的是太神奇了！”

第一次接触瑜伽，是在我心情最低落的时候，连续好几个星期都是处于灰暗的生活当中。在我的第一堂瑜伽课里，我找到了那颗遗失很久的心，我找回了我的呼吸，我找回了和身体一起相处的平静，那是第一次我深深觉得“活在当下”是多么重要的一件事。

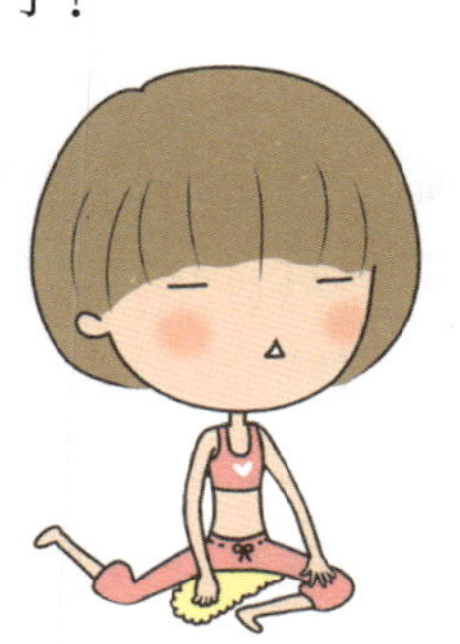

“拉筋瑜伽”唤醒人体的自然疗愈力

“拉筋瑜伽”有一个很有趣的名字，叫做“阴瑜伽”，它是凭借独特的姿势来延展肌肉，经过深层停留，让肌肉保持柔软和弹性，进而改善各种酸痛、放松紧绷的神经，它是最自然、最方便也是最快速的自我疗愈法，配合呼吸的调节、心灵的净化以及肢体的平衡进而达到身心的统一。我们的体内都存在着一股强大的自愈能力，这也是我们生命的本质，只是一直都被隐藏起来了，“拉筋瑜伽”让我们不用凭借外力及他人，轻松地帮助我们唤醒并提升本体的自愈能力。

“拉筋瑜伽”透过深层停留，让你学会听见身体的声音

或许一早起来，你的身体会告诉你：“我有点累、头有点痛，今天我应该请假好好在家休息。”但是，你的大脑却告诉你：“不行！今天公司事情很多，需要亲自去处理，即使真的不舒服，也一定要去上班！”就这样，你的身体就被大脑带着走了，生活压力及身心的各种不适，也就是这样慢慢浮现的。

做“拉筋瑜伽”，你能不断地体验它其中的奥妙，从中得到各种惊喜以及身体压力的释放。在忙碌的生活中，大脑主宰了我们一切行动的能力，拉筋瑜伽让你学会听见身体的声音，闭上眼睛，感受你的身体，身体需要些什么，会通过停留让你知道，唤醒你对自我觉知的能力，这也是促使当时的我毅然决然地全心投入到这个行业的主要原因。

瑜伽让我的心变得既坚强又柔软；普拉提斯奠定了我专业的复健医疗背景；整复医学、按摩及芳香疗法，让我对人体有更深一步的认识。数年来，我不定期地往返印度和泰国参加专业瑜伽训练及疗愈等课程，“拉筋瑜伽”结合神经医学、脊骨力学、整复医学、瑜伽、普拉提斯等，凭借姿势调整及动作，来帮助身体的运作，使其恢复正常，调整身体结构，改善各种酸痛。希望大家可以在最愉快的心情中，用最简单的方式，来让身体获得健康，解开无意识的束缚，唤起生命本来的活力。

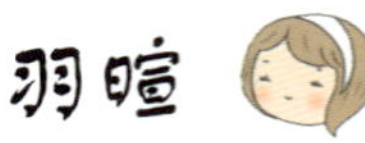

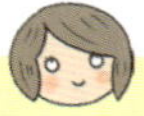

一定要做拉筋瑜伽的三个理由

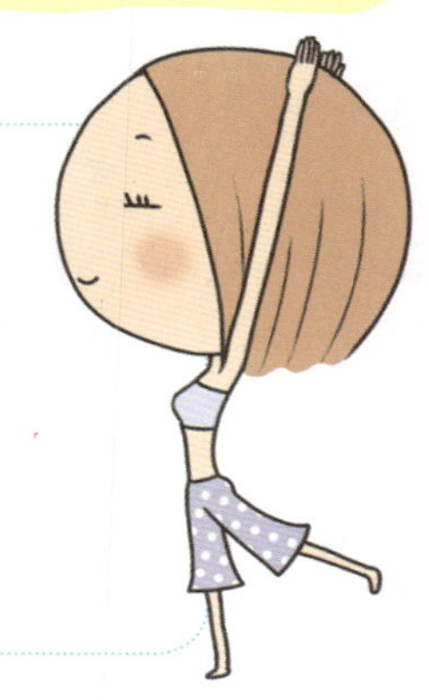

1 重塑体态·矫正骨盆

长期的不良姿势会让身体筋骨变得僵硬，如爱站三七步、跷脚、驼背等，容易造成体态变形、骨盆歪斜、萝卜腿、大腿粗壮、小腹凸出或虎背熊腰等情形。拉筋瑜伽可以拉长及放松僵硬的肌肉，调整身体的异常姿势，肌肉放松了，线条自然就出来了。

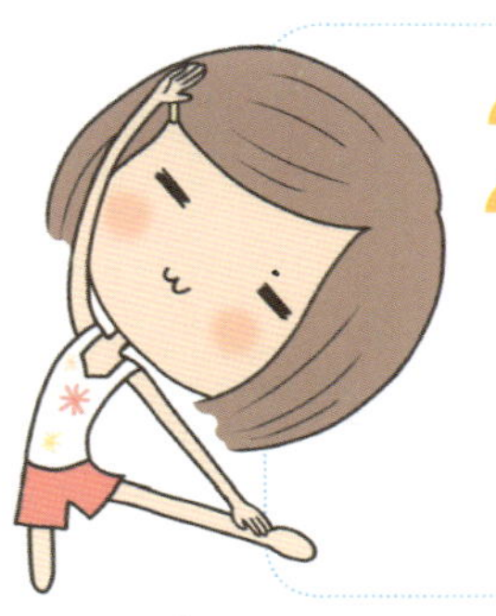

2 促进气血循环·防止老化

肌肉僵硬会阻碍气血循环，影响到新陈代谢。拉筋瑜伽能刺激平日不常使用、不发达的身体部位，促进全身性的均衡；联结身体、呼吸和心理，唤醒本体的知觉，帮助促进气血循环、活化细胞，预防身体老化的现象。

3 改善酸痛·预防文明病

工作压力、生活负担，以及不规则的生活饮食，都是现代人的通病。拉筋瑜伽能帮助调整你的呼吸，增加身体的含氧量，让身体的延展性、柔软度变得更好，肌肉力量、关节活动度恢复正常，就可以释放压力，帮助维持平衡的活动，预防常见的文明病。

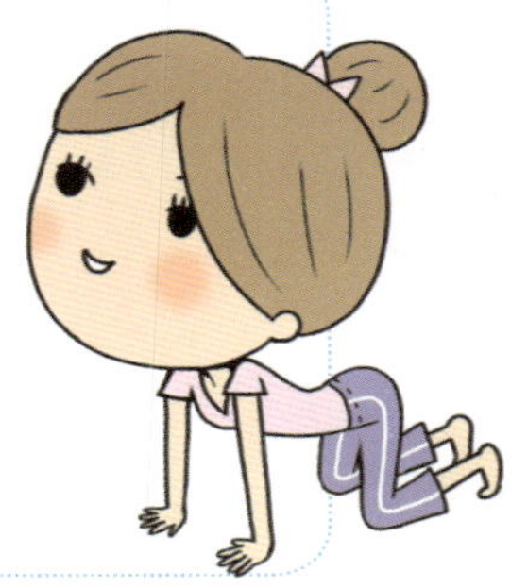

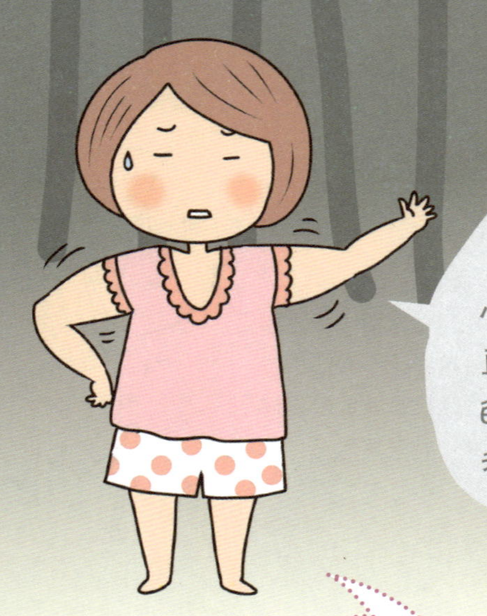
手臂好粗壮、小腹好大，体重一直降不下来，便秘的烦恼一直缠着我，好烦恼喔！

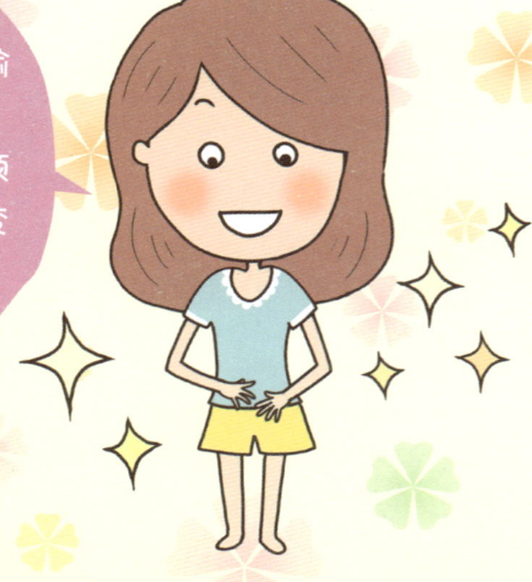
自从做了拉筋瑜伽之后，手臂变细了，体重降低了，便秘的烦恼也不见了……身体变得好轻盈！

目录

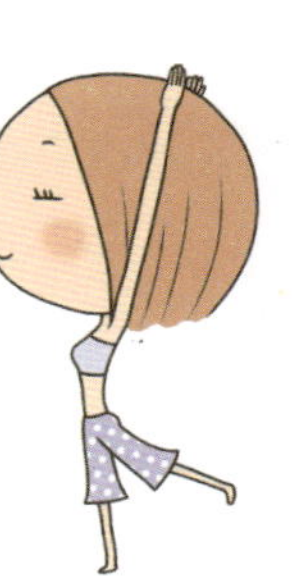

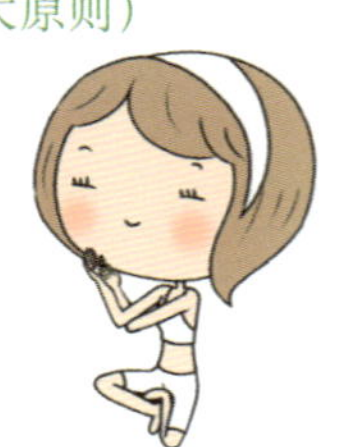

Chapter 4 日常生活篇 每天拉筋5分钟，身体自然变年轻！ 129

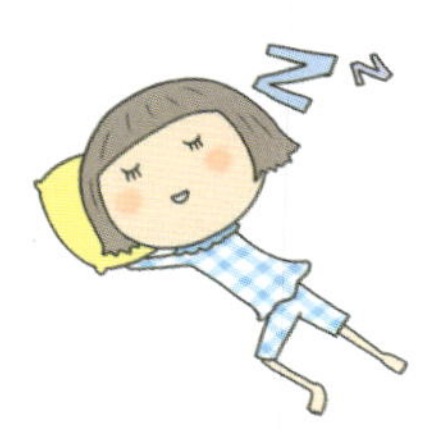

Chapter 5 有问必答篇 最想知道的拉筋问题，全部一次收录。 135

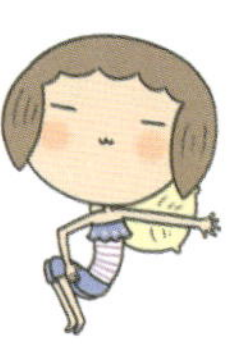

做拉筋瑜伽后，身体居然有了这些变化！

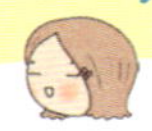

凸小腹、粗壮大腿
骨盆歪斜通通不见！
拥有完美的
身体曲线！

肩膀痛、五十肩
生理痛等各种酸痛
都不见了！

筋骨不再
僵硬酸痛，
不再容易疲劳，
精神也变好了！

拥有容光焕发的
好气色！

胸闷、便秘、失眠、
忧郁症等恼人的症状
通通消失了！

新陈代谢变好，
再也不会感觉
肌肉无力了！

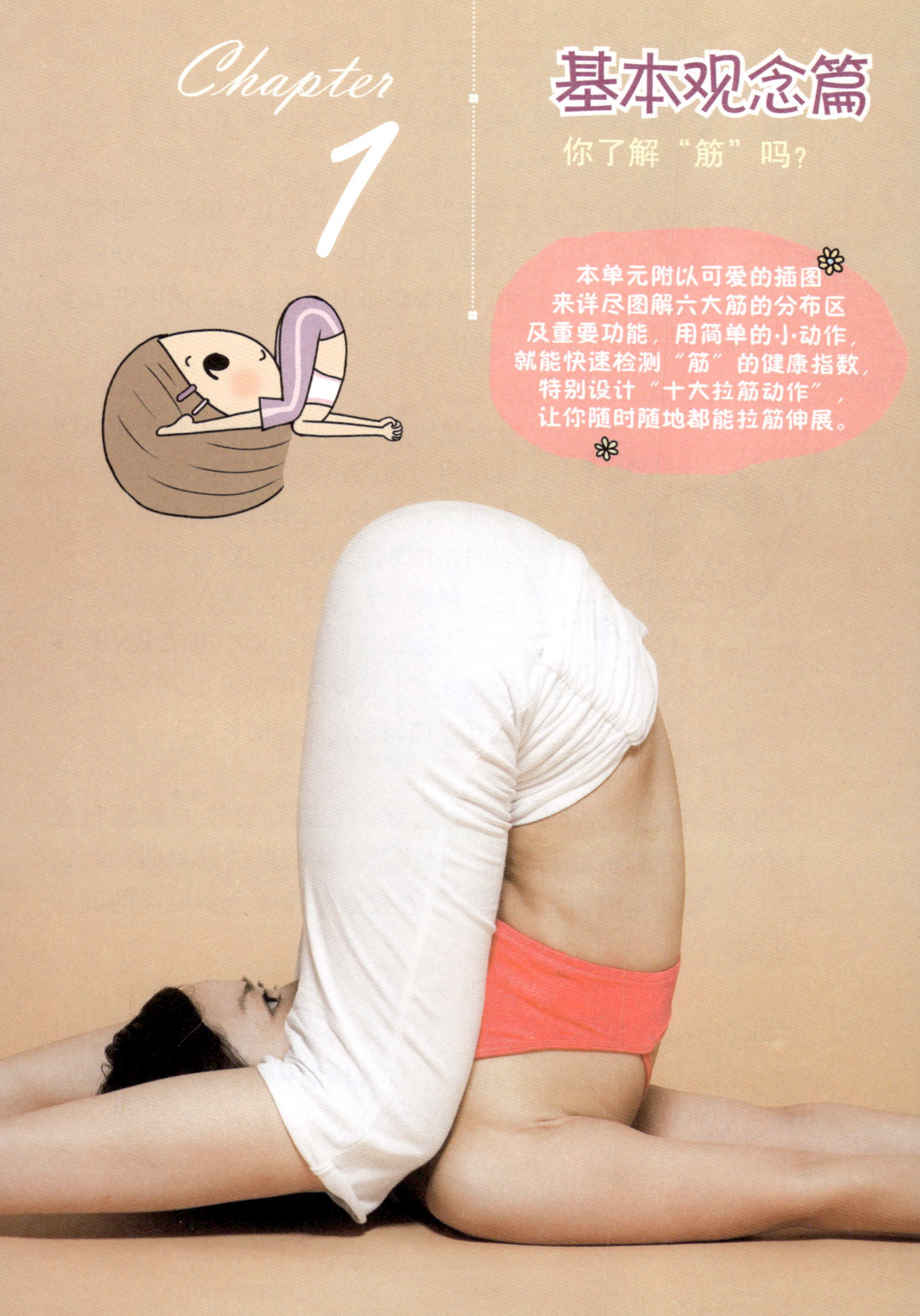
Chapter 1
基本观念篇
你了解“筋”吗？
本单元附以可爱的插图
来详尽图解六大筋的分布区
及重要功能，用简单的小动作，
就能快速检测“筋”的健康指数，
特别设计“十大拉筋动作”，
让你随时随地都能拉筋伸展。

“筋”是什么？就像肌肉穿着一件“紧身衣”

人体的筋也称之为“筋膜”，筋膜在拉丁文里是“绷带”的意思，是全身分布最广的组织，也是身体的基本结构。筋膜是肌肉外面一层白色膜状物质，负责将肌肉包覆起来，附着在骨头上，借此来牵动骨架而产生动作反应。

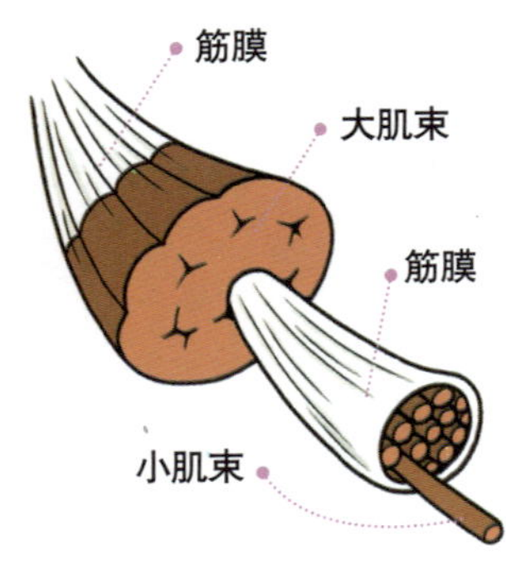

∧ 肌肉与筋膜的关系

身体每一条肌肉都是由肌束和肌纤维所组合而成，较小的肌纤维组成一束大肌束，许多大肌束再组成肌肉，它们之间是由结缔组织（也就是筋膜）分开的，就像是大缆线，一条大缆线里会有很多小电线，而每一束小电线里又有数百条线芯，这样大束包覆小束的关系，就好像筋膜包住肌肉的关系。

筋在不同的位置有不同的名称，在脑和脊椎的筋膜叫做“脑膜”，在骨头的筋膜叫“骨膜”，在心脏的筋膜叫“心包膜”，在腹腔内的叫“腹膜”，在皮肤下覆盖全身肌肉的就是“筋膜”。

所以简单来说，只要是身体有肌肉的地方就有筋的存在。肌肉提供活动能力及力量，塑造出我们身体的外行，而筋是包覆在肌肉外面的一层薄膜（一般称为“筋膜”），主要的功能有：

1.定型、支撑身体＞筋膜可以帮助身体定型，让内脏器官固定在一定的位置上。

2.增加肌力>筋膜可以将肌肉包覆，增加肌肉的肌力。

3.塑造和复原>帮助受伤的骨头在骨膜内复原。

4.包容和隔离>筋膜可以包住体腔，避免生病时感染扩散。

5.给内部组织提供分支>像是树枝的分支，筋膜可以帮忙支撑淋巴和神经系统的微血管，促进循环。

6.产生新的结缔组织>筋膜会产生新的结缔组织，帮助修补肌腱、韧带和疤痕。

全身的筋是有连贯性的，就好像是我们身上穿了一件紧身衣，无论怎么活动，紧身衣都是贴身而且舒服的，就好比筋膜的弹性很好、韧性很强。但是，当紧身衣的一端被拉起来时，就会引起整个外形扭曲，紧身衣若没有穿到合适的位置，就会让人很不舒服。如果因为习惯性姿势不良，造成筋膜位置不正常，那么就会出现身体酸痛、疲劳等现象，这时候我们要做的就是放松紧绷的筋膜，来达到平衡身体的效果。

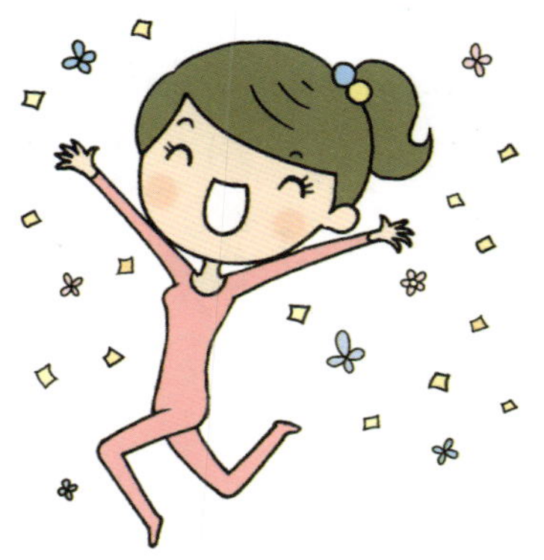

∧ 筋就像是穿在身上的紧身衣，如果衣服贴身，那么穿起来就会很舒服，就好比筋的弹性很好，身体是健康有活力的。

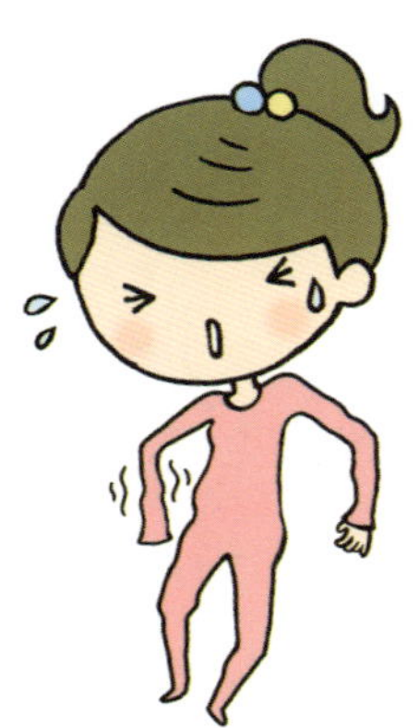

< 如果紧身衣穿得七零八落，就像是筋的位置不正常，那么就会产生身体酸痛、身体歪斜的情况。

"筋"的六大重点分布区

筋在人体中可以说是无所不在，当筋出现问题时，会影响到肌肉而出现紧绷缩短的情形，因此，需要通过拉筋来使肌肉获得伸展及放松，改善不适的状况。身体主要的筋分布在六大区域，不同部位的筋如果发生缩短现象，就会出现不同的症状。

筋的分布区	筋缩之后，容易产生的症状
背筋	小腿抽筋、脚跟痛（跟腱炎）、脚底痛（足底筋膜炎）、腿麻、臀部酸痛、坐骨神经痛、腰背痛，下肢循环不良等症状。
腹筋	驼背、大腿前侧粗壮的体态，还有可能影响到内脏器官，产生循环不良、内脏机能异常、胸闷、呼吸不顺、生理痛、消化不良等症状。
侧面筋	身体歪斜、高低肩、骨盆不正、骨盆歪斜、腿麻或疼痛无力、长短脚、脊椎侧弯，严重时会挤压胸腔，影响到心肺功能。

筋的分布区		筋缩之后，容易产生的症状
扭转筋		腰酸背痛、消化不良、便秘、自律神经系统失调、失眠、异常疲劳、呼吸浅短、胸闷、长短脚等症状，膝关节也容易产生退化性关节炎。
手臂前侧筋		五十肩、腕肘隧道症候群，容易头晕，严重时甚至会造成心律不齐、心悸、胸闷，腋下淋巴循环不良也会提高胸部疾病的比例。
手臂后侧筋		脖子紧、肩颈僵硬、肩胛骨膏肓痛(注)、习惯性头痛、头昏脑涨、耳鸣、网球肘、五十肩、妈妈手（手臂、手腕酸麻无力）、眼压高、颈椎椎间盘突出。

注　“肩胛骨膏肓”是一个部位，当肩背痛时，在肩胛骨中间靠近脊椎骨的地方，会有一处特别酸痛，就是膏肓的位置。患有膏肓病的人群以上班族居多，其原因是因为姿势不良、作息不正常或缺乏运动所引起的肌肉酸痛。

背筋 分布位置

❶脚底→❷小腿后侧→❸大腿→
❹臀部后侧→❺头顶

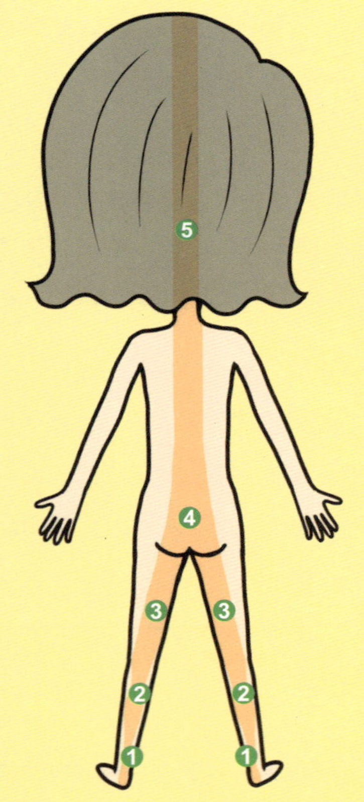

我们的肌肉运作是一对一对的，当背肌伸展时，腹肌就会收缩，想象一下当你往前弯时，背筋拉长，腹筋却是缩短的，这也是肌肉收缩及身体平衡的方式。

背筋的路线和中医膀胱经行走的路线相似，背筋的位置大约从脚底通过小腿后侧、大腿后侧、臀部后侧，一直到整个背部脊椎两侧，连接到颈部后侧及头顶，终点在眉头的位置。

“背筋缩短”会出现哪些症状？——腿麻、背痛、坐骨神经痛等

如果背筋发生“筋缩”，容易出现小腿抽筋、腿麻、臀部酸痛、坐骨神经痛、下肢循环不良等症状。如果有背痛的情形，有时候不见得是背的问题，检查一下你的脚底、小腿肚、大腿后侧、臀部肌肉，是不是也都有僵硬紧绷的状况出现，疼痛的根源或许发生在脚底，它们的关系是一环扣一环，息息相关的。

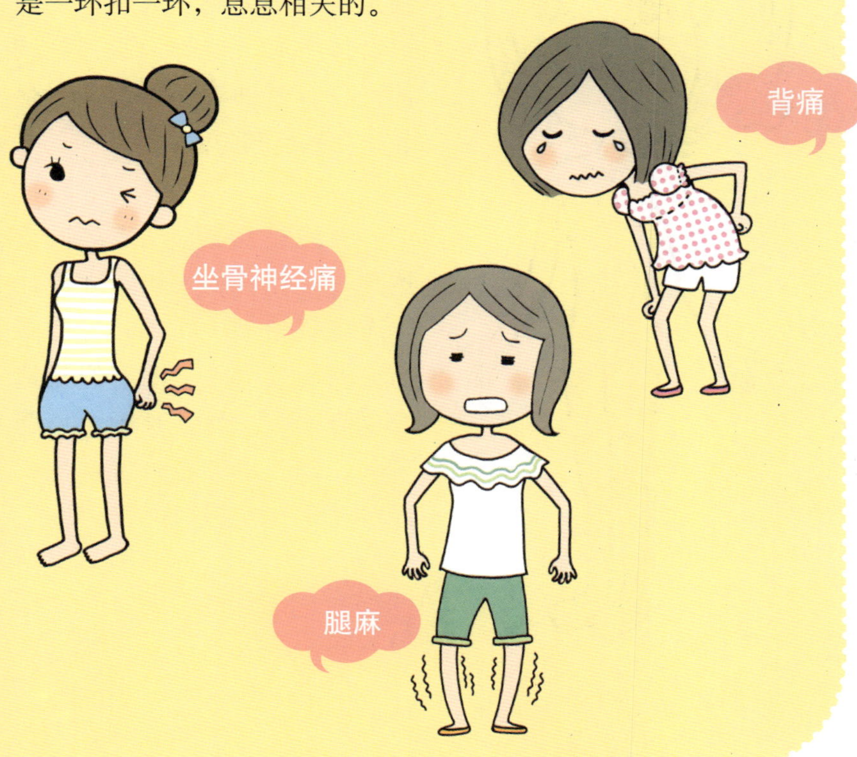

腹筋 分布位置

❶ 脚掌→❷ 小腿外侧→❸ 大腿前侧→❹ 腹部→❺ 胸部

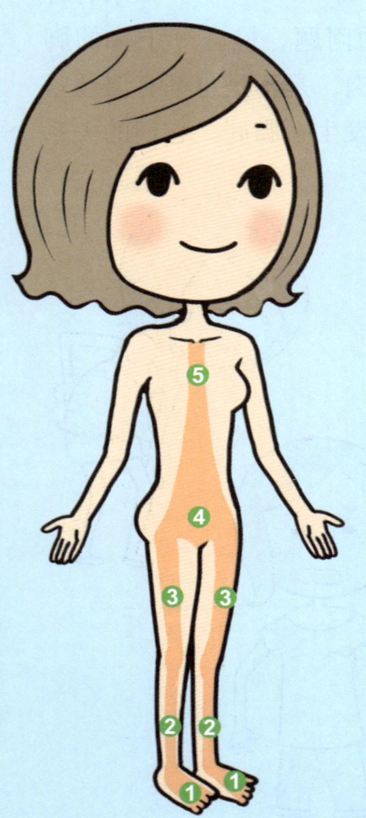

腹筋的走向从脚掌大拇指经过小腿外侧、大腿前侧通过身体中心，耻骨、腹部到胸部，一直延伸到颈部两侧，最后交会在后脑勺。

腹筋和背筋，两者之间要达到一个完美的平衡，才能让体态维持中立，所以当你的腹筋太僵硬或太无力时，容易造成姿势松散、骨盆往前、肩膀下垂，伴随着腰椎过度前推，许多腰椎病都是这样引起的。

“腹筋缩短”会出现哪些症状？——驼背、大腿前侧粗壮、生理痛等

当腹筋过度紧绷时，不但会出现驼背、大腿前侧粗壮的体态，还有可能影响到内脏器官，产生循环不良、内脏机能异常、胸闷、呼吸不顺、生理痛、消化不良等症状。另外，腹筋出现了问题，会让体内能量卡在髋关节的位置，进而影响消化、生殖系统的运作。

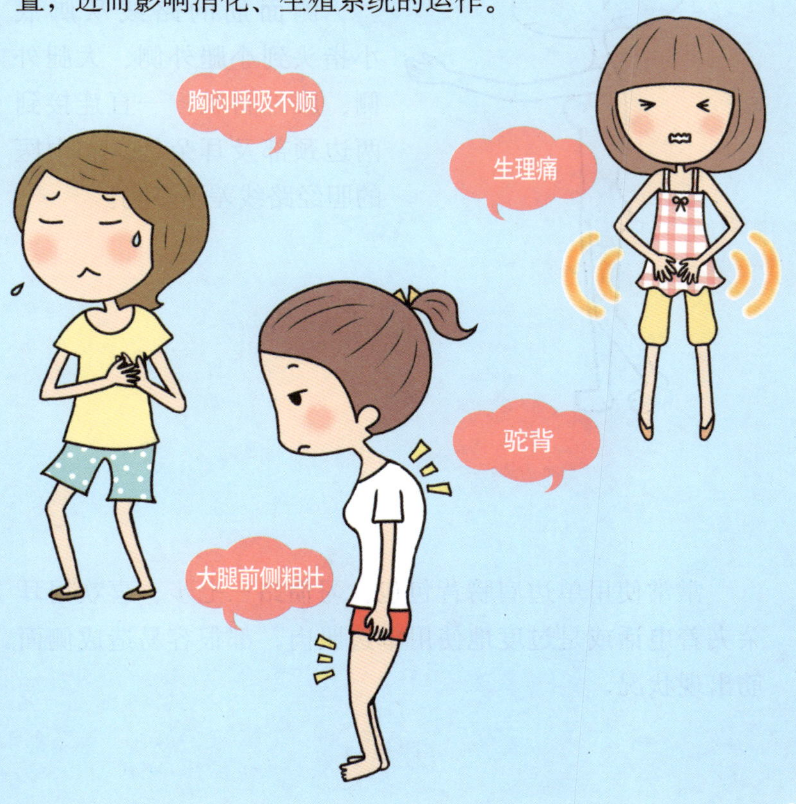

侧面筋 分布位置

❶ 脚底小指头→❷ 小腿外侧→
❸ 大腿外侧→❹ 腹外斜肌→❺ 耳朵

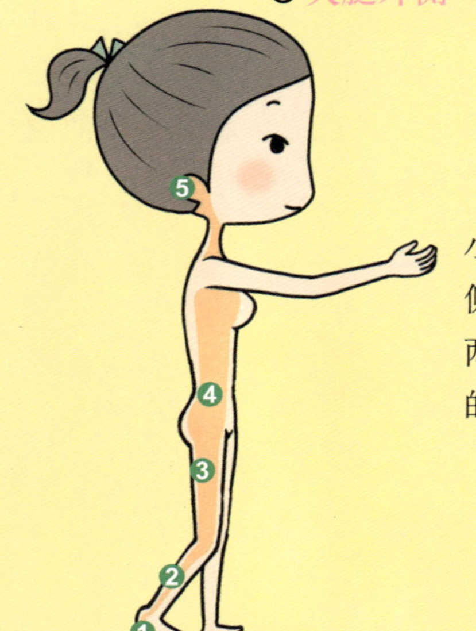

侧面筋的路线从脚底小指头到小腿外侧、大腿外侧、腹外斜肌，一直连接到两边颈部及耳朵处，和中医的胆经路线差不多哟！

“侧面筋缩短”会出现哪些症状？——高低肩、骨盆歪斜、脊椎侧弯等

常常使用单边肩膀背包包、习惯站三七步、喜欢用耳朵夹着电话或是过度地使用单边肌肉，都很容易造成侧面筋出现状况，侧面筋严重缩短时，高低肩、骨盆歪斜、脊椎侧弯等情形都会产生。

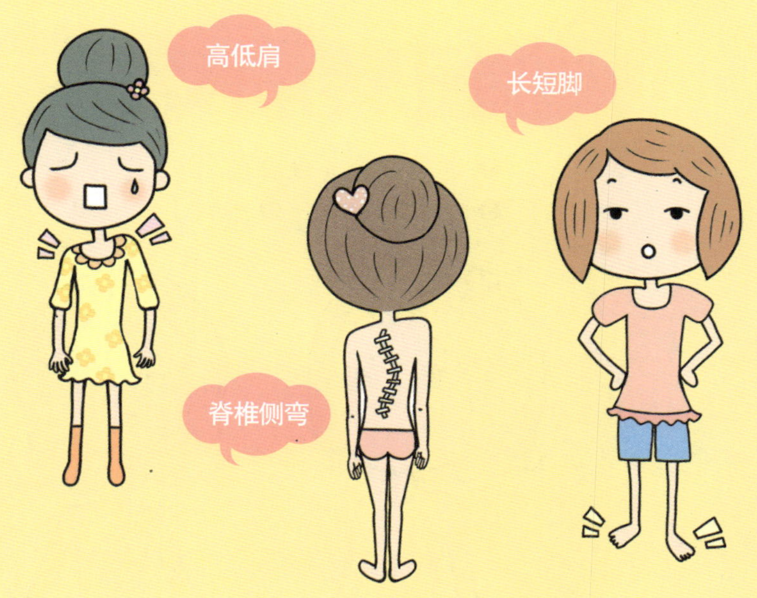

照照镜子，自我检测体态的状况！

姿势不良容易造成侧面筋缩短，自我简单地做个测试，站在镜子前方看看身体两边的位置，膝盖骨有没有对齐？骨盆是不是也有一边高一边低的情况？腰线的位置两边一样吗？肩膀是不是高低肩？头有没有歪向一边？如果有，那都是因为侧面筋缩短而对体态造成的影响。

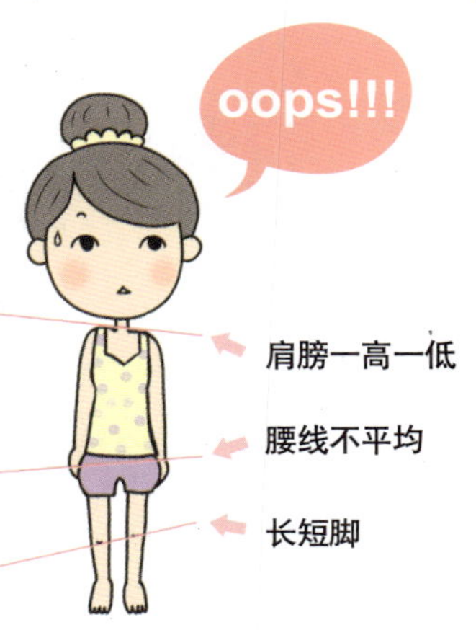

扭转筋 分布位置

❶ 足弓中间→❷ 膝盖外侧→
❸ 髋关节外侧→❹ 肋骨下缘→❺ 背部

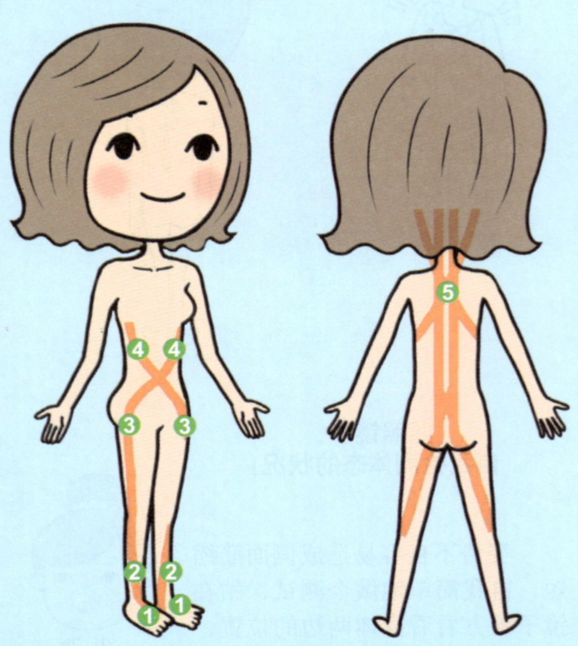

扭转筋的路线，一路从足弓中间到膝盖外侧，往上到髋关节外侧，在腹部交叉到外侧的肋骨下缘，再往背后包过去，在颈部后端交叉连接到耳朵后侧，好像帮身体穿了一件紧身衣，包覆身体的上下左右，使身体维持中立平衡的姿势。

"扭转筋缩短"会出现哪些症状？——腰酸背痛、消化不良、失眠等

哪些人最容易有扭转筋紧绷的问题出现呢？喜欢打高尔夫球、网球、长期使用单边旋转出力姿势的人，最容易产生扭转筋缩短、紧绷的情况。

扭转筋紧绷容易造成腰酸背痛、消化不良、便秘、自律神经系统失调、失眠、异常疲劳、呼吸浅短、胸闷、长短脚等症状，膝关节也容易产生退化性关节炎。

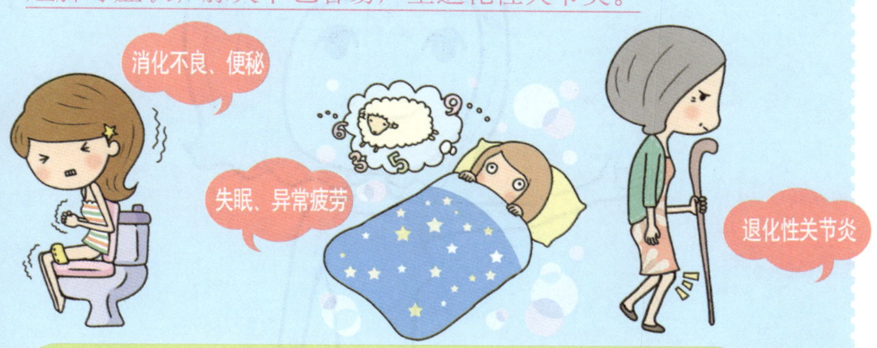

照照镜子，自我检测体态的状况！

照照镜子，看看你的身体，检测一下肩膀的位置有没有一前一后、一高一低？肋骨和腰际的位置是不是一高一低？屁股肌肉一边较松软，一边较僵硬？身体呈现扭转的体态，这都是代表你的扭转筋需要放松的征兆。

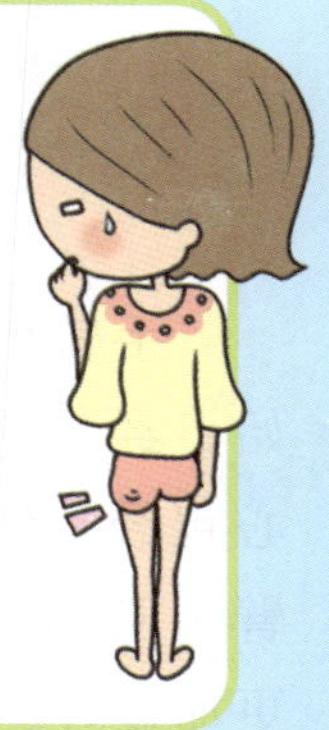

手臂前侧筋

分布位置

❶大拇指→❷手臂前侧→❸手臂下侧→❹腋下→❺胸前

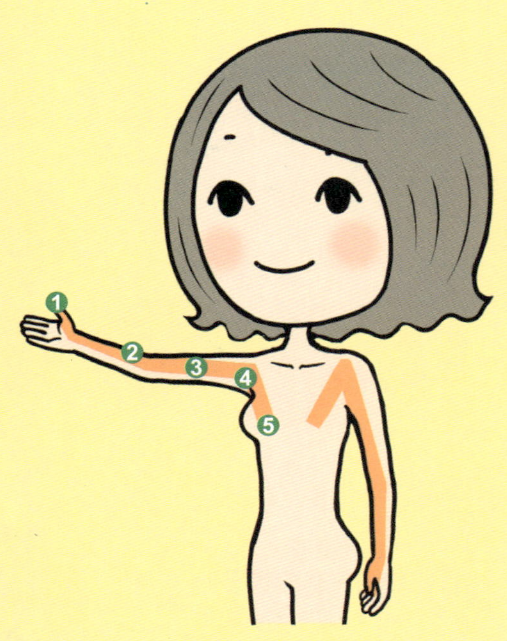

手臂前侧筋的路线从手心大拇指外侧及五指末端开始，经过手臂前侧、下侧到胸前，类似中医里的肺经和心包经。轻捏两边腋下会摸到一条硬硬的筋，在伸展手臂前侧筋时，先稍微按摩揉捏一下，可以让拉筋的效果更加显著。

“手臂前侧筋缩短”会出现哪些症状？——心悸、五十肩、肩膀手臂粗壮等

手臂前侧筋如果紧绷，肩膀、手臂会特别粗壮、肥厚，穿衣服会感觉肩膀处卡卡的。对身体的影响方面来说，不但容易有手腕、手肘、肩膀等相关疾病，如五十肩、腕肘隧道症候群，还会影响呼吸系统，呼吸总是很浅，容易有头晕的状况发生，严重时甚至会造成心律不齐、心悸、胸闷等心脏疾病，腋下淋巴循环不良也会提高胸部疾病的比例。

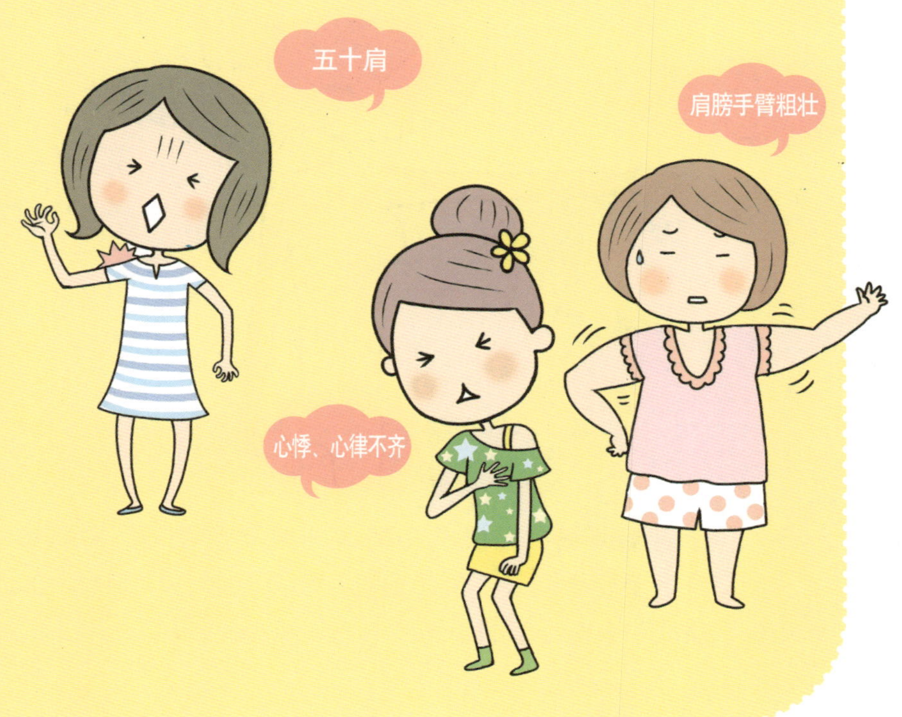

手臂后侧筋

分布位置

❶ 小拇指→❷ 手臂中间→❸ 手臂下侧→❹ 肩胛骨→❺ 上背

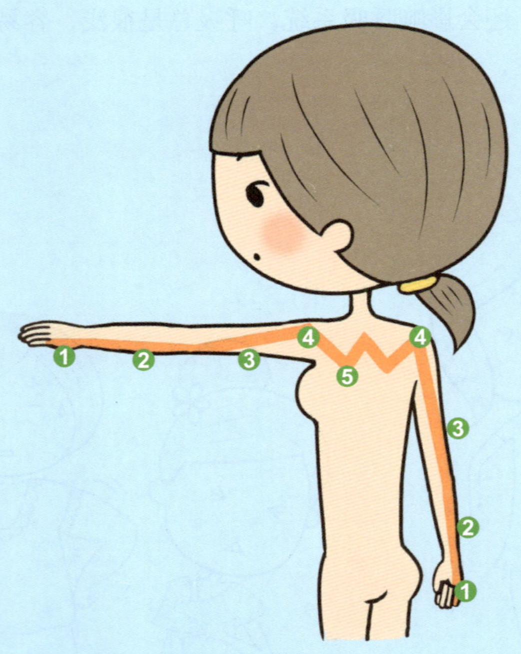

手臂后侧筋的路线从小拇指外侧及手背五指末端开始，到后手臂中间及下侧，通过肩膀到肩胛骨、上背的部位，路线和中医经络的小肠经、三焦经类似。

“手臂后侧筋缩短”会出现哪些症状？——妈妈手、习惯性头痛、耳鸣等

手臂后侧筋僵硬，容易显现出虎背熊腰的体态，脖子后侧及肩膀会有明显的肿胀，这样的体态会伴随着脖子紧、肩颈僵硬、肩胛骨膏肓痛、习惯性头痛、头昏脑涨、耳鸣、网球肘、五十肩、妈妈手（手臂、手腕酸麻无力）、颈椎过直、眼压高、颈椎椎间盘突出等症状。

甚至会影响到手臂的旋转功能，上下前后举手的动作会受限，像是投球、打羽毛球、绑马尾、扣内衣等。女生如果手无法往后扣内衣，那就是手臂后侧筋太紧造成的。

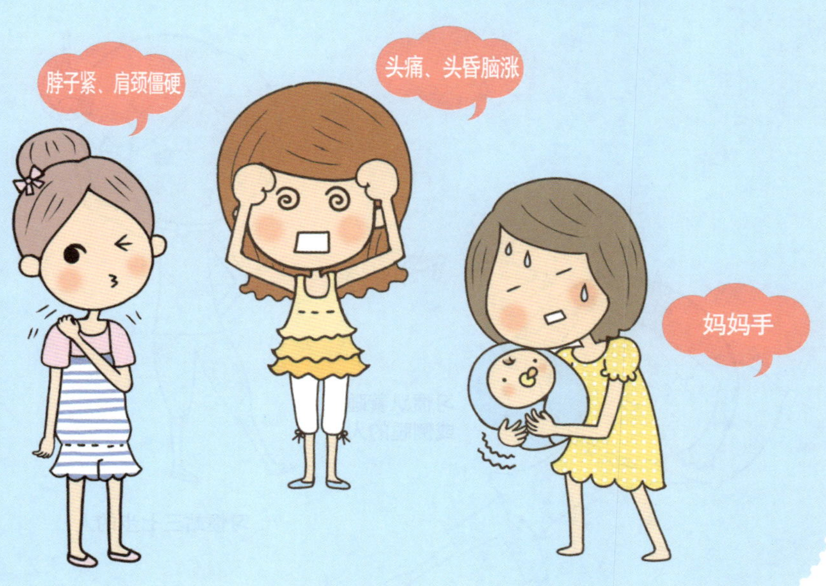

“拉筋”与“肌肉”的密切关系

为什么需要“拉筋”？最主要的是身体因肌肉紧绷、肌肉收缩而变短，而肌肉变短的原因可以分为“被动性”和“主动性”两种。

“被动性”原因通常是因为姿势不良，让肌肉长期处在不正确的位置下，例如驼背、三七步、跷脚等。驼背时，肩胛骨会往内缩，造成胸口前侧肌肉也缩短，肌肉缩短之后就没有办法有效使力，时间久了会引起肩颈酸痛、胸闷等症状，甚至会让人常常感觉疲劳。最有效的改善方法就是挺胸，把胸口前侧缩短的肌肉

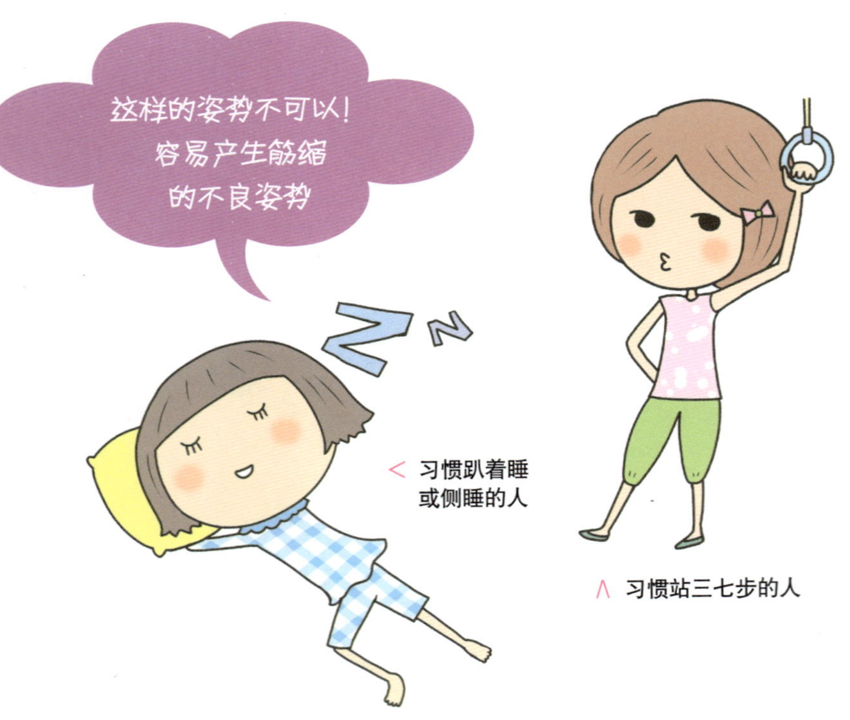

拉开，来帮助恢复肩胛骨内缩的状况，这样一来不但胸闷、肩颈酸痛的状况改善了，连驼背的姿势也可以得到调整。

造成肌肉“主动性”缩短的原因，就是肌肉的张力过高，简单来说，就是肌肉长期承受负荷及压力，过度地使用肌肉更是造成肌肉缩短的罪魁祸首，像运动选手、搬运工人、厨师等需要长时间出力的工作；另外也有可能是受伤后造成肌肉保护性的收缩，使肌肉一直处于缩短状态，容易产生乳酸堆积，长期下来会造成肌力不足，肢体的活动力、柔软度也随之变差了。

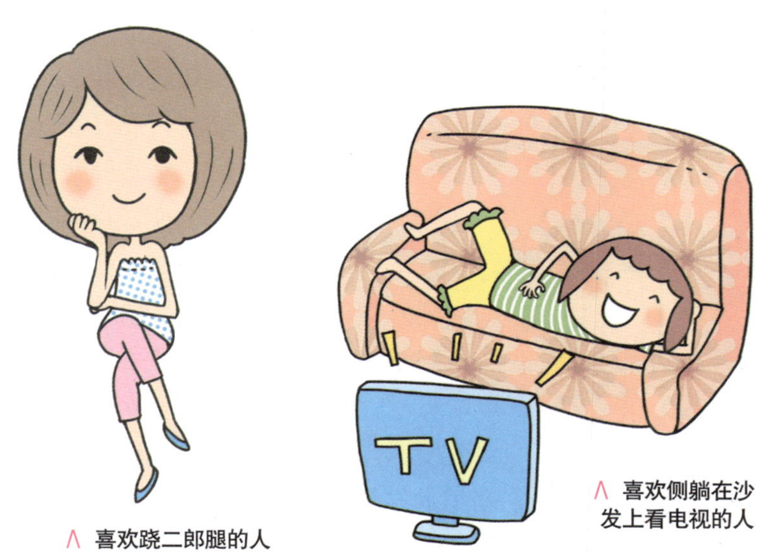

∧ 喜欢跷二郎腿的人

∧ 喜欢侧躺在沙发上看电视的人

“筋缩”、“肌肉紧绷”都是病痛、老化的根源

许多人的工作需要长时间注视电脑屏幕，维持一个姿势不动，或者是持续的久坐、久站，总是让身体处在有压力的情况下；而身体越不活动，筋就会越来越缩短、肌肉越来越紧绷，久而久之，肌肉和筋骨就会产生慢性发炎，各种酸痛、病症就是这样产生的。

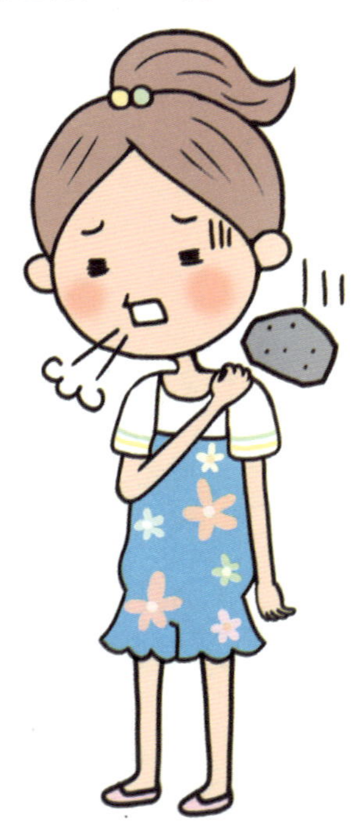

肌肉通过身体活动来产生作用，当肌肉收缩变短时，身体就无法正常活动，行为会受到拘束，动作也会感觉不顺畅，慢慢地会失去正常的活动力；另外神经也会受到压迫，关节压力增加，导致身体加速退化。这时候做“拉筋”动作，将肌肉拉长，让肌肉恢复到舒张放松的状态，来延展及活化关节联结组织，维持肌力的灵活度、防止老化，消除酸痛的情形。

拉筋也可以叫做“肌肉伸展”，固定肌肉的一端，然后去延伸肌肉的另一端，目的是为了要增加肌肉长度。当肌肉缩短、紧绷时，就会产生所谓的“筋缩”现象，筋缩的结果会导致肌肉粘黏、筋膜炎、各关节的活动度减少，连带的会出现关节功能障碍、退化、病变等各种疾病。

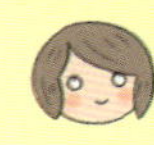

“拉筋瑜伽”对人体有何帮助？

维持健康，“要活就要动”是长久以来不变的道理，做拉筋瑜伽的目的，就是放松过度使用的肌肉，帮助肌肉延展及活化关节，来维持肌肉和关节的灵活度且防止老化，在被动停留的姿势里调整呼吸、感觉身体放松、释放压力。

“拉筋瑜伽”不但能让肌肉获得充分伸展，还能通过呼吸来调节心理状况，正确深长的呼吸可以调节自律神经系统。自律神经系统是由交感神经和副交感神经所组成的，压力、睡眠不足、紧张、不正确的饮食等，都会让交感神经处于亢奋的状态，而过度放松、运动不足、饮食过量会造成副交感神经紧张，而自律神经不协调更会造成失眠、忧郁、尿频等症状产生。深长的呼吸能帮助保持这两方的协调与平衡，增加身体含氧量，有效地做气体交换，达到真正的情绪排毒效果。

六种人最需要做“拉筋瑜伽”

1 上班族

大部分的人在青少年时期很少会出现身体酸痛的问题，但随着年龄增长，为了生活，需要上班工作，长期的姿势不良逐渐让身体的筋骨变得僵硬、失去弹性。

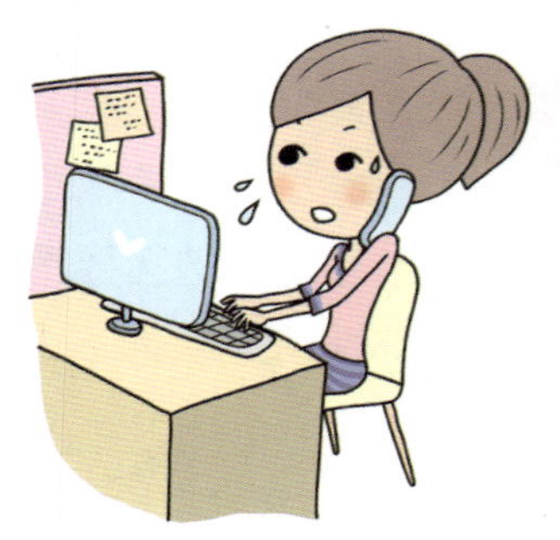

大多数上班族，长期坐在电脑前办公，维持同样的姿势使用鼠标，一坐就是好几个小时，很容易将重心偏向一边；而且常常

有习惯性跷脚，把电话夹在肩膀上的姿势，一天下来，就会产生诸如肩颈酸痛、驼背、腰酸背痛等状况。

2 家庭主妇、精神压力大的人

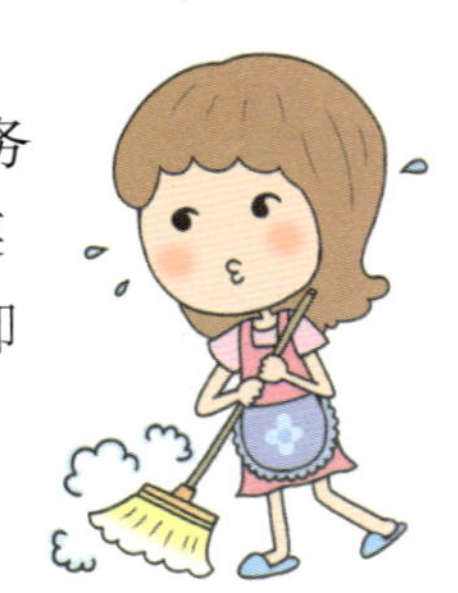

家庭主妇每天处理大大小小的家务事，洗衣服、拖地、照顾小孩、买菜等，一刻也不得闲，看似轻松的工作，但是却一点也不轻松。家庭主妇身上背负着全家大小的健康和幸福，还要担心和公婆的相处、和老公之间的关系、孩子的教育，在辛勤付出的背后，其实承受了非常大的精神压力。

精神压力也会通过其他方式显现出来，包括慢性头痛、背痛、肥胖、失眠、心情沮丧等。在处理家务事之余，放松心情，抽出十分钟来做拉筋瑜伽，可以放松僵硬和过度使用的肌肉，配合独特的呼吸方法更可以帮助平复紧张、焦虑的情绪。

3 年长者

尤其是年长者，他们的骨质密度和关节的承重力都没有年轻人好，因此对于运动的选择要更加小心谨慎，太剧烈或是偏局部性的运动都不太适合年长者。拉筋瑜伽是一种性质温和且全面性的运动，很适合年长者做。

拉筋瑜伽有助于年长者强健骨骼，增加肌肉、关节的柔软度及活动力，能让松弛的肌肉变得更有弹性，不会对关节产生压迫感，更能帮助年长者活动自如而不致跌倒。

4 很少运动的人

根据台湾的某项研究报告指出，台湾人普遍不爱运动。中年人缺乏运动习惯，容易引发呼吸系统疾病、心脏病及癌症，增加死亡的风险，影响健康的杀手，就是这个毫不起眼的坏习惯——“缺乏运动”。

缺乏运动的人和拥有运动习惯的人比起来，前者容易产生腰酸背痛的问题，连患心脏病、糖尿病、高血压、骨质疏松、肥胖等问题的概率都会比有运动习惯的人要高。

缺乏运动的人，需要的并不是剧烈的运动，规律、温和的拉筋瑜伽，可以使其健康状况变得良好，还能减轻因运动不足所产生的酸痛问题，减少忧郁、焦虑的情绪。

5 常常久站、久坐的人

不论是久坐还是久站，对我们的下肢都是一种无形的压力。久站，会出现小腿变粗、下背痛、下肢水肿、静脉曲张等症状，尤其当站姿不良，加上膝盖过度伸直，时间一久，膝关节也会因为过度承受压力而出现问题。

工作需要久坐的人，一定会发现腰围、臀部、大腿及小腿等有越来越胖的现象，臀部变得容易疼痛，双脚也开始发麻，这些都是髋关节、骨盆肌肉太紧绷，下肢循环不良、气血不通所造成的。

腿部是属于末梢神经，当肌肉紧绷时，自然会影响到神经的传导，血液回流不顺，渐渐地就会产生麻痛感，严重时还会造成膝盖退化、病变及肿大。不管如何，久站或久坐的人，要尽量伸展紧绷的肌肉，帮助肌肉恢复弹性，让血液可以轻松地回流于心脏，慢慢地就可以改善因循环不良所引起的症状。

6 长期需要出力工作的人

长期需要出力工作的人，像是搬运工人、面摊老板、厨师、裁缝师、运动选手或总是单边作业的人，单一的肌肉不断重复收缩，全身肌肉一直处在过度使用的状况下，长期下来造成肌力不平均，欠缺柔软度，对关节及软组织都会造成不适当的压力及负荷，筋缩的状况特别严重，于是就成为了“肌筋膜疼痛症候群”。

这是一种肌肉、肌腱重复地过度使用而引起的疼痛症候群，按压时会发现肌肉僵硬且伴随着疼痛感；僵硬的肌肉不但会让血液循环变差，也很容易产生肌肉拉伤；不去理会它，慢慢地会使骨骼出现问题，骨刺、椎间盘突出也是因为姿势不对、肌肉过度僵硬所产生的。

过度使用身体是不自觉的反应，当身体开始发出酸痛的讯号时，不要对你的身体不理不睬，学会倾听身体的声音，放松心情、做拉筋瑜伽都会有很大的帮助。

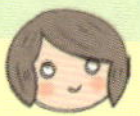

你的"筋"健康吗？

自我检测"筋"的健康指数

1 TEST 臀部的柔软度

- 你是否很容易因为小小的动作就闪到腰而酸痛连连呢？
- 上班族们，你是否坐着办公一、两个小时之后，臀部就会非常酸痛呢？

走路上半身不经意往前倾的人、老年人、驼背、排球选手等，都是过度使用臀大肌，造成肌肉过度收缩，产生臀部或腰部周围的疼痛。

[躺姿抱腿]

躺姿，左腿伸直，试试看能不能将右腿弯曲，双手抱住靠近身体，两腿可交换检测。

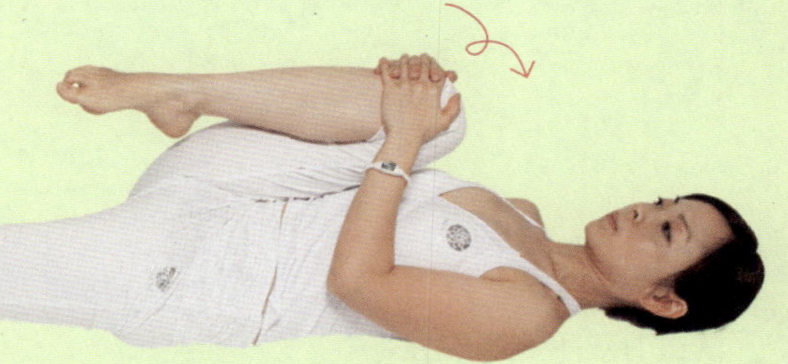

Result!!
测试结果

抱腿时无法靠近胸部，且臀部伴随酸痛感，代表臀部有筋缩的情形。

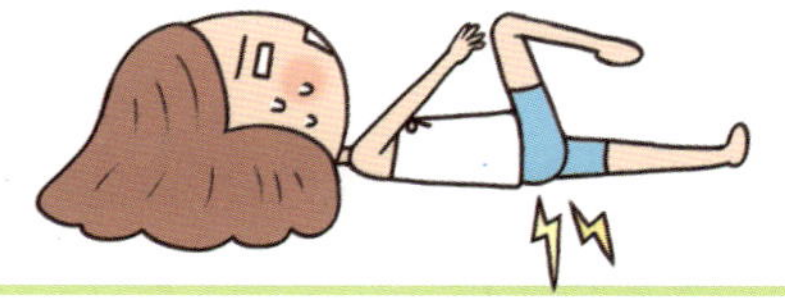

改善方法

针对身体的背筋、扭转筋、侧面筋部位，多做一些伸展的动作，能增加臀部的肌力及柔软度。

2 TEST 肩膀的活动力

- 你的肩膀有时会痛到手臂无法抬高吗？疼痛甚至会联结到背部或手肘吗？
- 手臂无法往后转，梳头发、扣内衣的简单小动作都无法顺利完成吗？
- 一到了晚上，手臂会有痛得快要断掉的感觉吗？

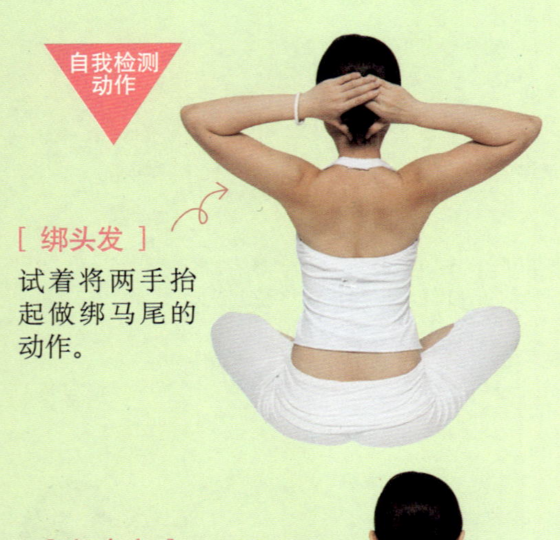

自我检测动作

[绑头发]

试着将两手抬起做绑马尾的动作。

[扣内衣]

试试看双手能不能在背后互碰，做到扣内衣的动作。

Result!!
测试结果

双手无法顺利上举绑头发、无法顺利往后扣内衣，或是手抬起时，肩膀有酸痛感，代表肩膀有筋缩的状况。

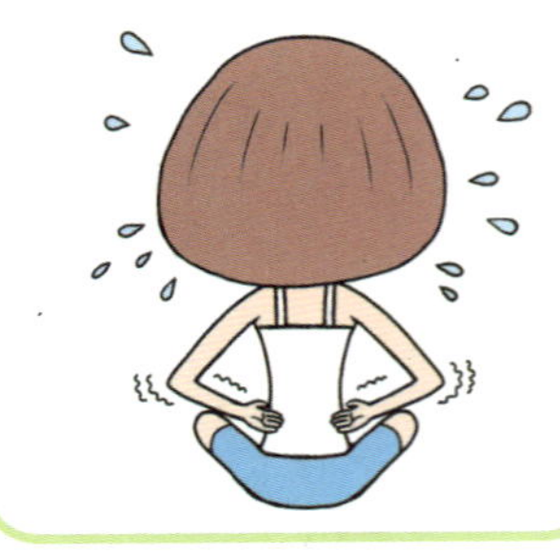

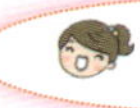

改善方法

针对手臂前侧筋、手臂后侧筋、侧面筋时常做拉筋伸展动作，就能慢慢改善肩膀疼痛、筋缩的状况。

3 TEST 手臂的伸展度

- 双手举起会不会觉得手臂特别酸痛呢？
- 手拿重物时，会感觉手臂无力、肩膀酸痛，严重时甚至无法用力吗？

家庭主妇、裁缝师、棒球员，常常要做一些双手反复高举过肩的动作，过度地使用肌肉，会导致棘上肌（注）损耗，肩膀和三角肌之间就会失去施力的平衡。

注：棘上肌是整个肩膀的旋转肌群中最重要的肌肉之一，它是肩部四面八方力量的交汇点，棘上肌出现问题，肩膀和三角肌之间就会失去施力的平衡。

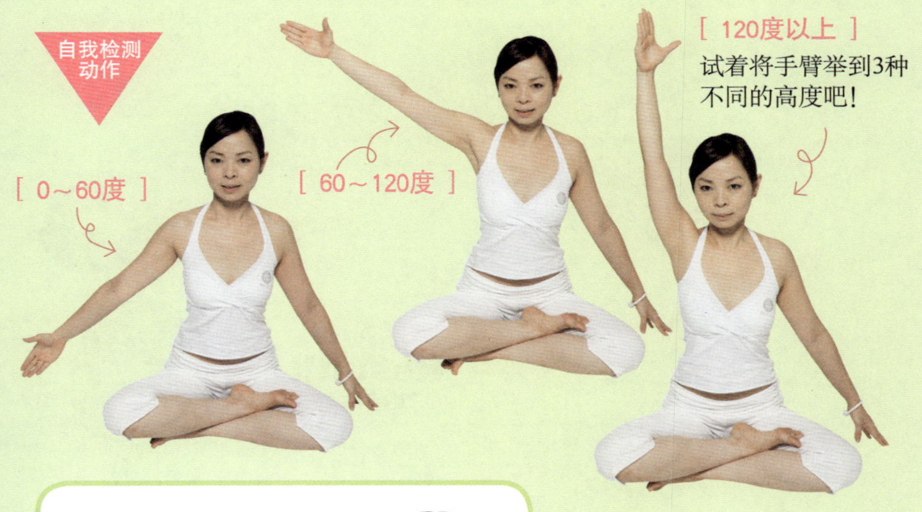

Result!!
测试结果

单手水平高举在60度以下及120度以上时不会产生疼痛感，但是横举在60～120度时会有疼痛感，或是举于三种角度时都会疼痛，代表你的手臂有筋缩的情形。

改善方法

针对手臂前侧筋、手臂后侧筋、侧面筋的部位，多做拉筋伸展，无法举起双手的情形就能慢慢改善。

TEST
4 腰的紧绷度

- 早上起床或是久站及久坐之后，是否会感觉腰部疼痛呢？
- 女孩们，生理期来时总是会腰酸背痛吗？
- 跑步、走楼梯，或是突然转身时，腰会猛然闪到，觉得一阵刺痛吗？

当你去医院检查时，并不会发现这是腰椎疾病，这时医生会把这种腰痛归类在“下背痛”。下背痛可列为现代的文明病之一，一般人缺乏运动再加上姿势不良，腰部肌肉变得僵硬、血液循环变差，就会产生让人困扰的腰痛。

自我检测动作

[婴儿抱姿]

躺姿，背平贴于地板，试着抱住双腿，让大腿弯曲碰到胸部。

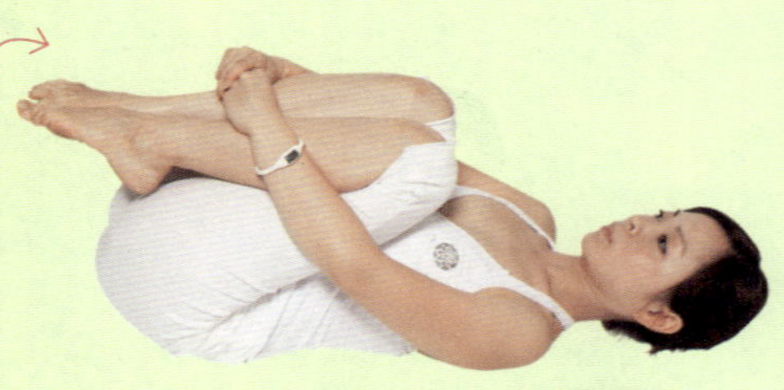

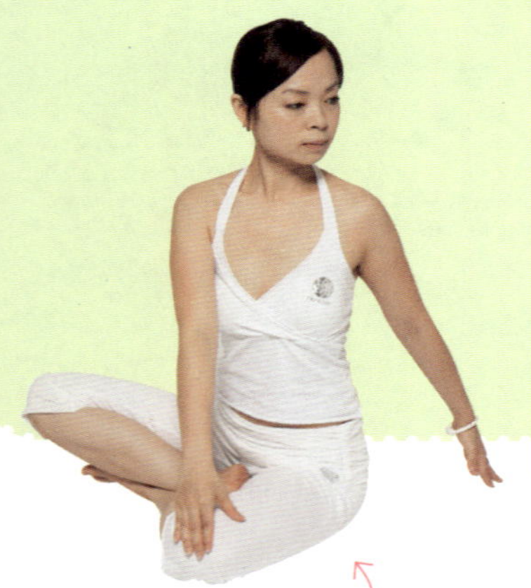

[腰部左右扭转]

盘腿坐姿，将上半身往后转动，试试看目光能不能看到正后方。

Result!!
测试结果

抱住双腿时，腰部不时伴随着疼痛感，或是上身无法往后转，腰部有僵硬疼痛的感觉，代表腰部有筋缩的情形产生。

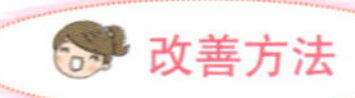

改善方法

针对背筋、扭转筋、腹筋、侧面筋时常练习拉筋伸展的动作，可以改善腰痛，增加脊椎的柔软度。

5 TEST 脖子的僵硬度

- 你是不是每天起床后，总觉得脖子很紧，有时还会伴随手臂的酸麻感呢？
- 你是长期面对电脑的上班族吗？常常出现颈部僵硬、头痛的问题吗？

这些都是颈部肌肉僵硬、缩短的征兆，颈部筋缩时会产生的状况有紧张性头痛、落枕、颈椎退化关节炎、颈椎椎间盘突出等。

自我检测动作

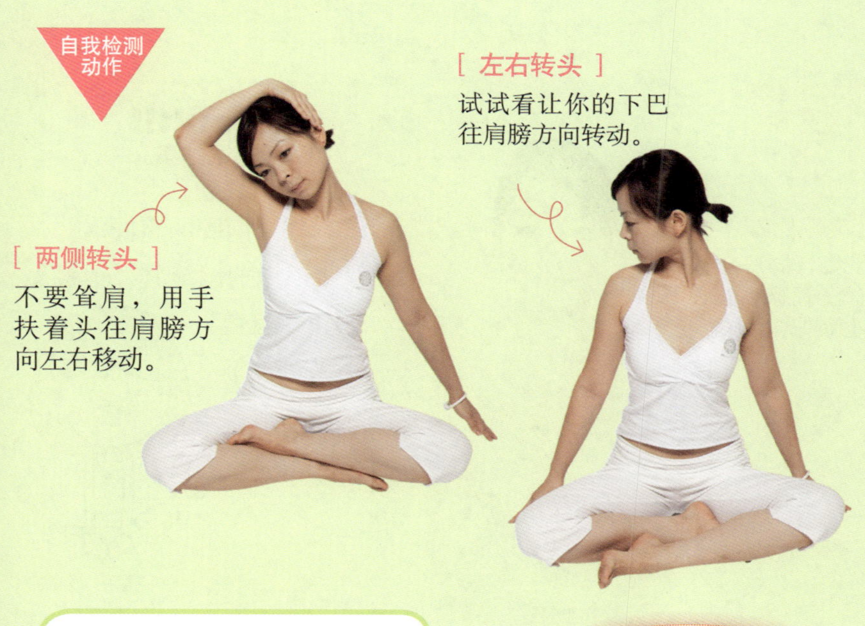

[两侧转头]

不要耸肩，用手扶着头往肩膀方向左右移动。

[左右转头]

试试看让你的下巴往肩膀方向转动。

Result!! 测试结果

如果无法顺利的转动，或是转动时脖子疼痛，弯不下去，这代表颈部有筋缩的状况。

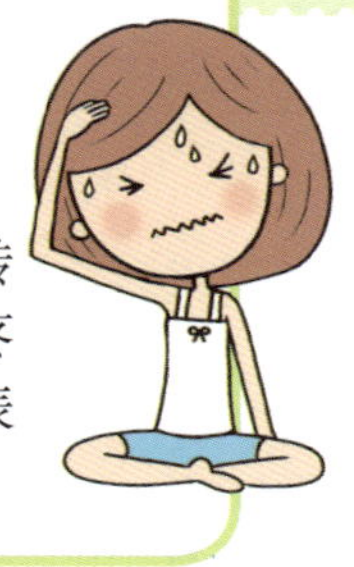

改善方法

针对背筋、腹筋、扭转筋、侧面筋、手臂前侧筋、手臂后侧筋的部位多做拉筋动作，就能慢慢改善颈部筋缩的状况。

TEST 骨盆的歪斜度

- 你是个习惯跷脚的人吗?
- 你的下肢很容易水肿，老是觉得双脚疲劳，沉重如大石一般吗?

骨盆的歪斜，会造成髋关节肌肉紧绷，容易造成大腿、膝盖酸痛，更会导致下肢循环不良。不理会的后果，会出现高低肩、脊椎侧弯、小腹凸起及长短脚等症状。

自我检测动作

[坐姿蝴蝶脚]

坐姿，脚底相接，有没有感觉髋关节处特别紧绷呢?

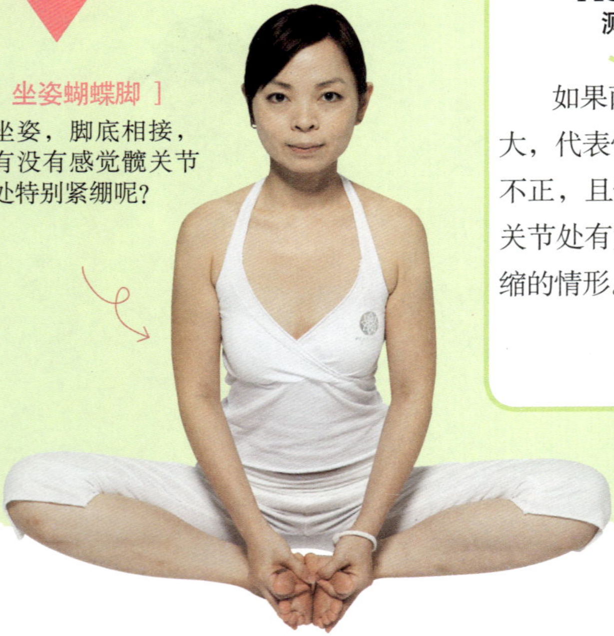

Result!!
测试结果

如果两脚的高低落差大，代表骨盆旋转、歪斜不正，且髋关节处有筋缩的情形。

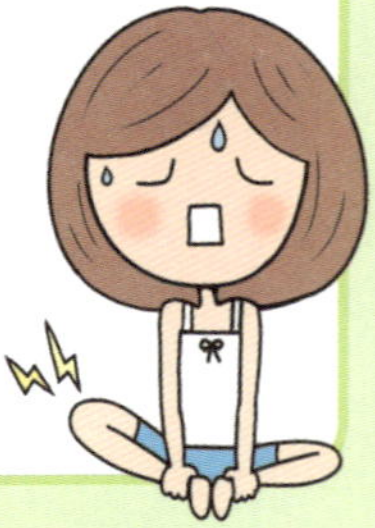

改善方法

针对身体的背筋、腹筋、扭转筋，经常做伸展拉筋，就能逐渐改善骨盆歪斜、髋关节筋缩的状况。

TEST 7 大腿前侧的柔软度

- 你的膝盖是否会常常出现不明原因的疼痛呢？
- 过度步行、跳舞或剧烈运动过后，肌肉使用过度却缺乏伸展，容易造成大腿前侧股四头肌紧绷；久站的人也会因为姿势不正确，而引起髋关节前侧疼痛，如果习惯站三七步，膝盖不正常地用力，更容易伴随膝盖痛的问题。

自我检测动作

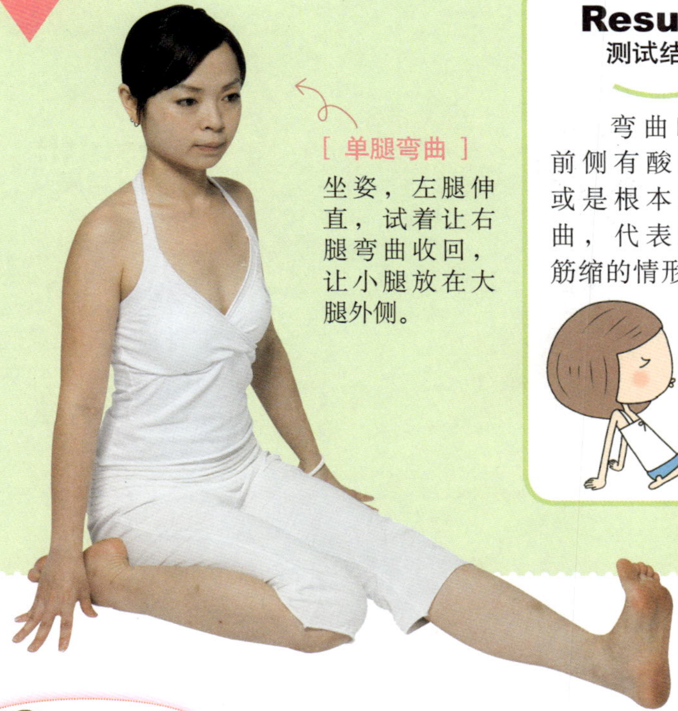

[单腿弯曲]

坐姿，左腿伸直，试着让右腿弯曲收回，让小腿放在大腿外侧。

Result!!
测试结果

弯曲时大腿前侧有酸痛感，或是根本无法弯曲，代表大腿有筋缩的情形。

改善方法

针对腹筋、扭转筋多多进行拉筋的运动，就能让大腿前侧的肌肉柔软度增加。

8 TEST 大、小腿后侧的柔软度

- 你有萝卜腿吗？
- 你的双腿线条非常粗壮，肌肉很僵硬吗？
- 穿合身的裙子或裤子时，下半身总是觉得卡卡的吗？
- 穿高跟鞋时，大腿肌肉会感觉紧绷，甚至连整只脚都有酸痛的情形吗？

大腿后侧肌肉紧绷，大腿的两侧会有酸痛的感觉，久穿高跟鞋、有萝卜腿的情形，这都是代表着你的腿后侧肌肉僵硬、缺乏柔软度。

自我检测动作

［坐姿前弯］

坐姿，双手、双腿及背部伸直，试试看双手能不能碰到脚尖或是地板。

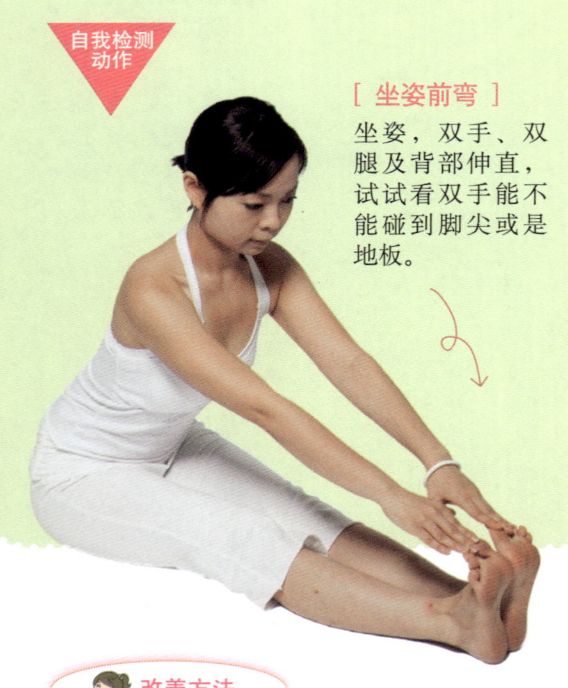

Result!!
测试结果

当手指头无法触碰到地板，或是上身根本无法前倾时，代表你的腿后侧有筋缩的情形。

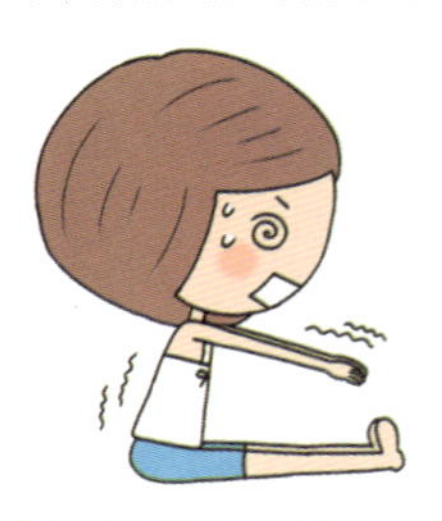

改善方法

针对身体的背筋、扭转筋，时常多做一些伸展动作，就能改善腿后侧的僵硬程度。

10大拉筋动作 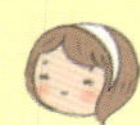

简易·方便·随时随地都可以做

MOTION

颈部伸展

可以拉到背筋、腹筋、侧面筋、扭转筋、手臂前侧筋、手臂后背筋喔！

有感觉的部位

① 脖子两侧到肩膀处。
② 颈部正后方。

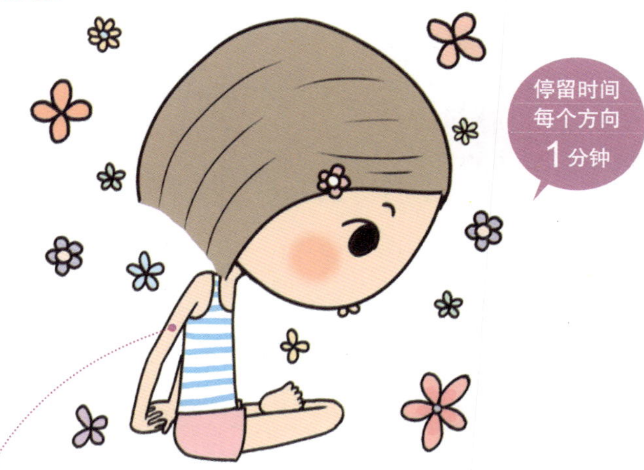

停留时间
每个方向
1分钟

Point

手肘不要锁死，利用肩膀往后转，打开胸口前侧来伸展肩颈处，不要把腰椎往前推。

Start!

双手往后背，十指交扣，双手往下延伸，肩膀往下拉，停留约1分钟，维持平顺的呼吸；可将头低下看肚脐、往左下方转、往右下方转，三个方向各停留1分钟。

适合哪些人做？

长时间使用电脑者、上班族、出租车司机、货车司机、容易胸闷、呼吸不顺的人。

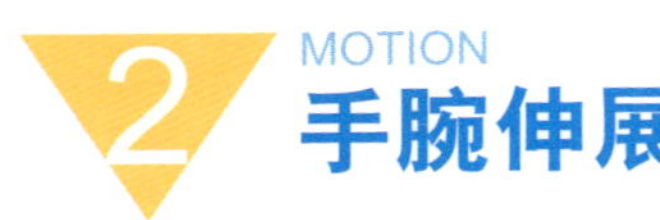

2 MOTION 手腕伸展

可以拉到手臂前侧筋喔！

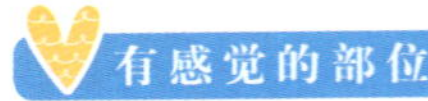

手腕前侧的肌肉。

Start!

将双手反掌放于桌上，伸展手腕前侧肌肉，停留约3分钟。

停留时间
3分钟

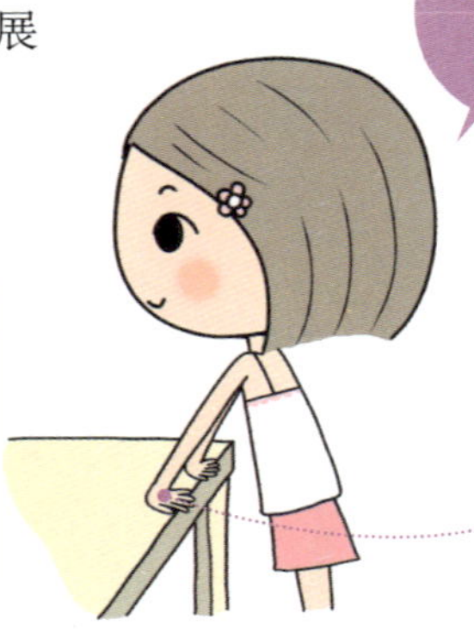

适合哪些人做？

一整天都在使用电脑的人、牙科医生、需要长时间重复使用手腕工作的人。

Point

如果一开始手指头不能完全转向自己，可以先往外侧伸展，等手前侧的肌肉放松了，再慢慢往身体的方向移动。

---

3 MOTION 双手反扣推天空

能伸展到身体的腹筋及侧面筋喔！

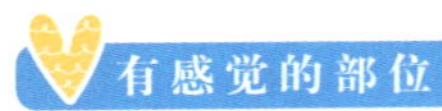

① 身体两侧。
② 肩膀。

上下重复
5次

Start!

吸气，双手从侧边拉高到耳朵旁，吐气，踮脚，十指互扣反掌往天空推，吸气停留，吐气踩回地板，上下重复5次。

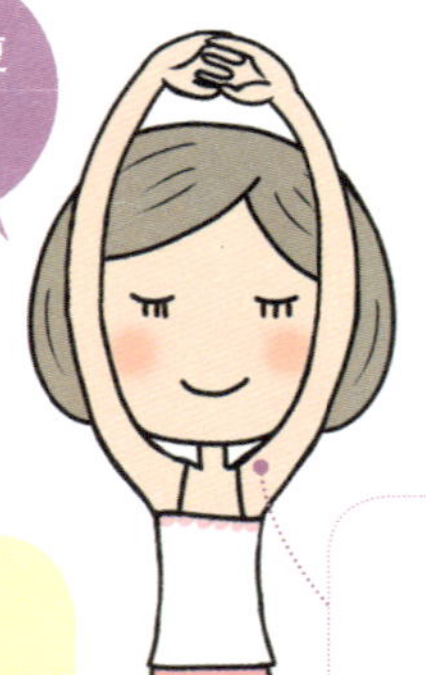

适合哪些人做？

长时间久坐和久站的人、骨盆歪斜的人、老年人、容易腰酸背痛的人。

Point

当手往上方拉时，肩胛骨要往下稳定，不要耸肩。

MOTION
贴墙拉背

会伸展到身体的背筋、手臂前侧筋喔！

有感觉的部位

① 手臂前侧、肩膀处。
② 肩胛骨膏肓周围的肌肉。

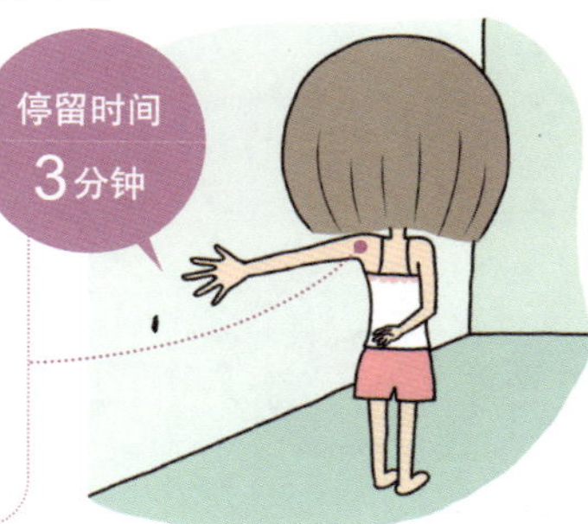

Point

肩膀稳定往下，不要耸肩，想要加深拉筋的深度，可以把身体转多一点。

Start!

面对墙壁，左手伸直贴在墙壁上，右手扶在墙上或放在背后，身体往右后方转，转到有感觉拉到肩膀的位置就可以，停留约3分钟，以手不麻为原则。

适合哪些人做？

长期使用电脑、呼吸不顺畅、驼背、肩膀脖子酸痛的人。

MOTION
趴墙拉肩膀

可以拉到你的背筋、手臂前侧筋和手臂后侧筋喔！

有感觉的部位

① 上背、腿后侧。
② 肩膀手臂周围。
③ 腋下到侧边身体。

Start!

站姿，双脚打开，双手贴墙举高与肩膀同宽，手扶在墙上，身体在两手中间往下放松，伸展肩膀，停留约3分钟。

适合哪些人做？

上班族、肩颈酸痛者、老年人、驼背、厨师等长时间使用单边作业的人。

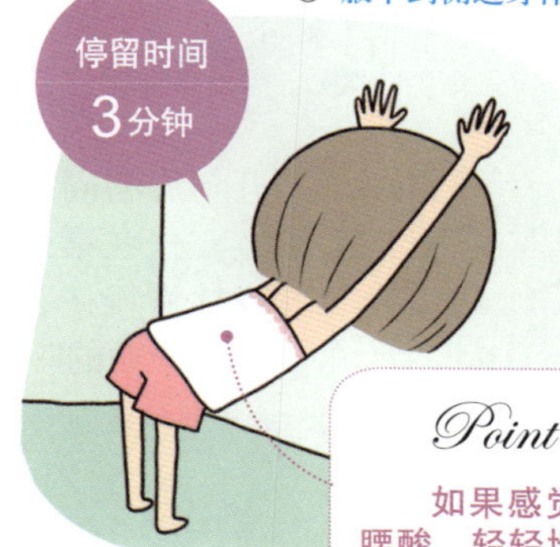

Point

如果感觉到腰酸，轻轻地把尾骨往内卷，拉长腹部前侧。

6
MOTION
上背、侧边伸展

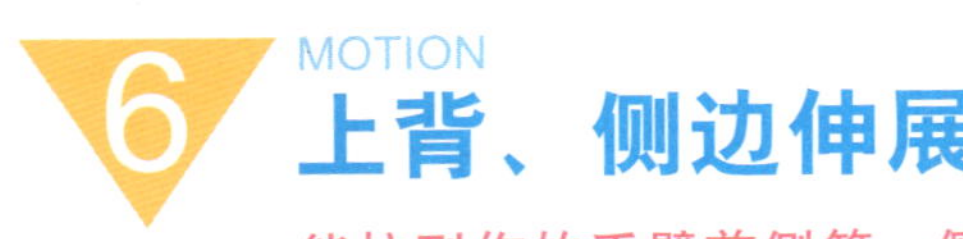

能拉到你的手臂前侧筋、侧面筋、背筋喔！

有感觉的部位

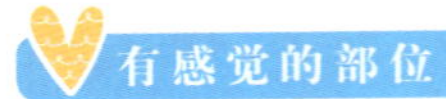

① 手臂、肩膀。
② 身体两侧、上背。
③ 有时会伴随腿后侧。

停留时间
3分钟
双手移动
双脚不动
Point
身体分别往左、右两边拉长，不要只位于正中央，身体尽量和双脚呈90度，维持骨盆在正中位置，可以尽量拉长侧边的身体。

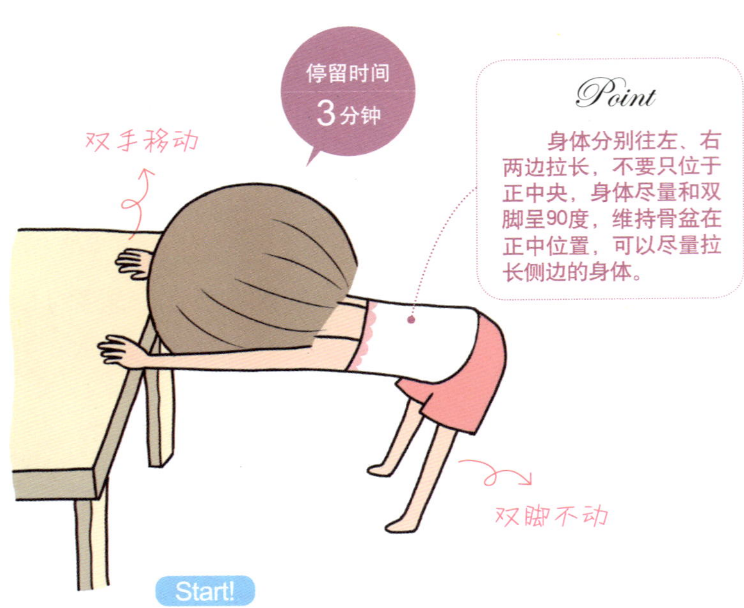

Start!

找一张坚固的桌子或栏杆，双脚打开与肩膀同宽，屈膝，双手打开和肩膀同宽，扶在桌子上，保持背部平行于地板，身体慢慢往右边移动，拉长左边的身体，维持平顺的呼吸，停留约3分钟。

适合哪些人做？

容易腰酸背痛、经常久站久坐的人、上班族、家庭主妇。

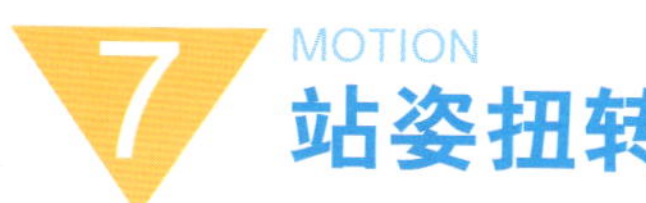

7 MOTION 站姿扭转

能确实拉到你的扭转筋喔！

有感觉的部位

① 肩膀和侧面身体。
② 腰背的部分。

Start!

双脚并拢，吸气，右手摸左肩，左手背贴在右腰后侧，吐气，身体往左边扭转，停留10个深呼吸。

Point

膝盖不舒服的人，双脚的距离可以打开和肩膀一样宽。

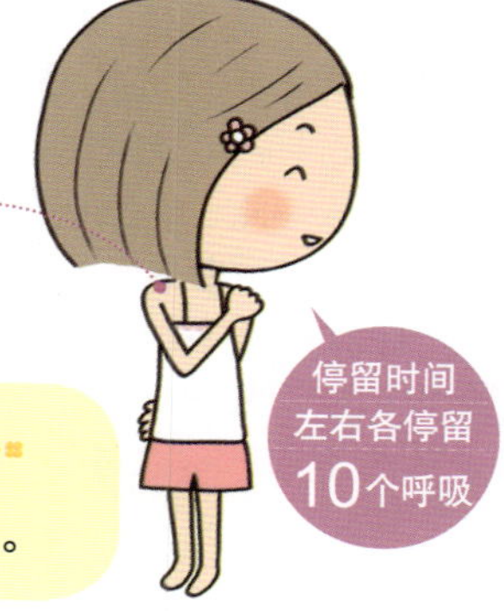

停留时间
左右各停留
10个呼吸

适合哪些人做？

肩颈酸痛、消化不良、久坐久站的人。

8 MOTION 十指后扣开胸

可以帮助拉到腹筋、手臂前侧筋喔！

有感觉的部位

① 胸口前侧。
② 肩胛骨周围。
③ 手臂前侧后方。

Start!

双手往后背，十指互扣，吸气，肩膀往后伸展，吐气，双手伸直往后延伸，维持平顺自然的呼吸，停留约3分钟。

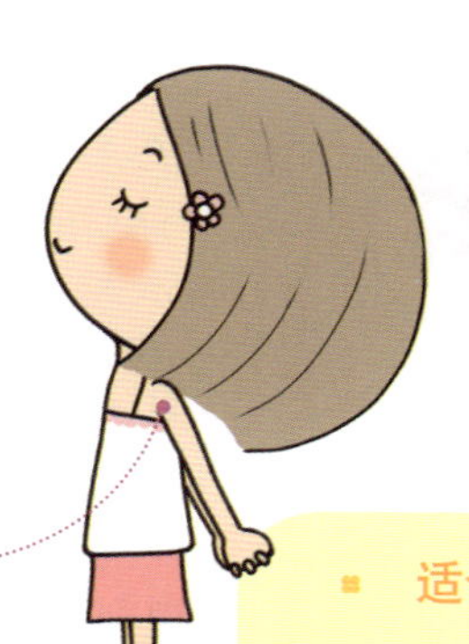

停留时间
3分钟

Point

双手往后拉的时候，先慢慢打开肩膀，肩膀稳定打开前胸后，手臂再往后延伸，不要将双手往后猛拉。

适合哪些人做？

爱驼背、呼吸不顺、胸闷、肩背酸痛的人。

9 MOTION

侧腰伸展

针对身体的侧面筋能有效拉伸喔！

有感觉的部位

位于后面的那条腿的大小腿后外侧、侧腰的部位。

Start!

站姿，左脚在前，右脚在后，脚打开比肩宽，交叉站立，左手扶在椅子上或其他支撑点，身体往左倒，右髋骨往右移，感觉拉长右腿及侧腰，停留约3分钟。

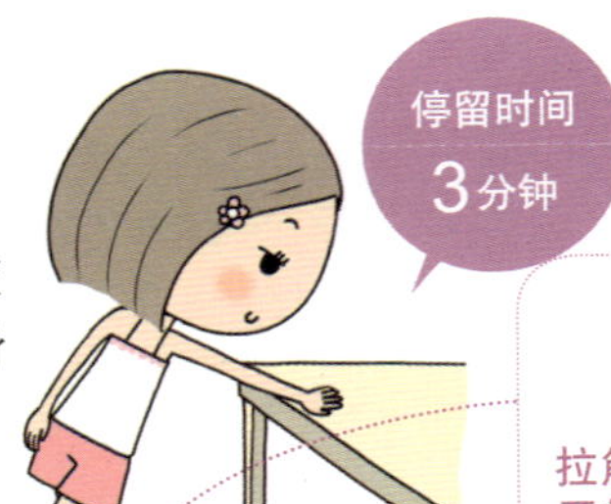

停留时间 3分钟

Point

不要耸肩、想要增加拉筋深度，可以将双腿打开的距离加大、重心往后面那只脚的对侧边移动。

适合哪些人做？

久坐久站的人，想要改善腰部线条的人，长期用单边身体工作的人（牙医、化妆造型师、作业员等）。

10 MOTION

小腿伸展

可以拉到你的背筋喔！

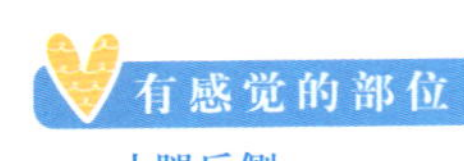

有感觉的部位

小腿后侧。

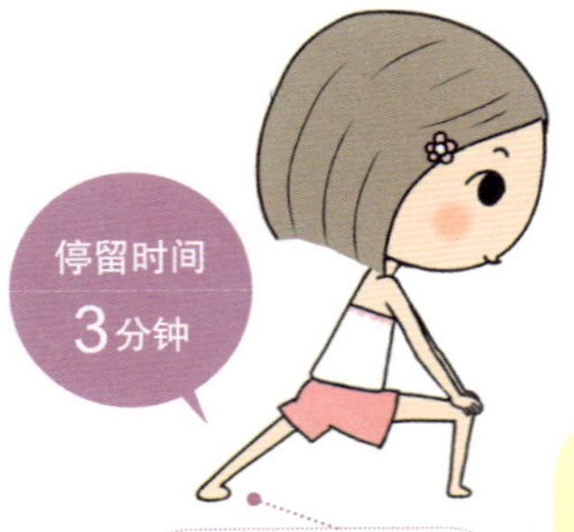

停留时间 3分钟

Start!

右脚在前，左脚在后，双脚距离约两个肩膀宽，脚指头朝前，前腿弯曲，后腿伸直，伸展小腿后侧。

Point

脚指头尽量朝向正前方。

适合哪些人做？

想要消灭萝卜腿、久穿高跟鞋、容易水肿、静脉曲张的人，跑步或运动后都做小腿的伸展来达到舒缓。

Chapter 2

准备动作篇

从今以后，拉开僵硬无比的“筋”吧！

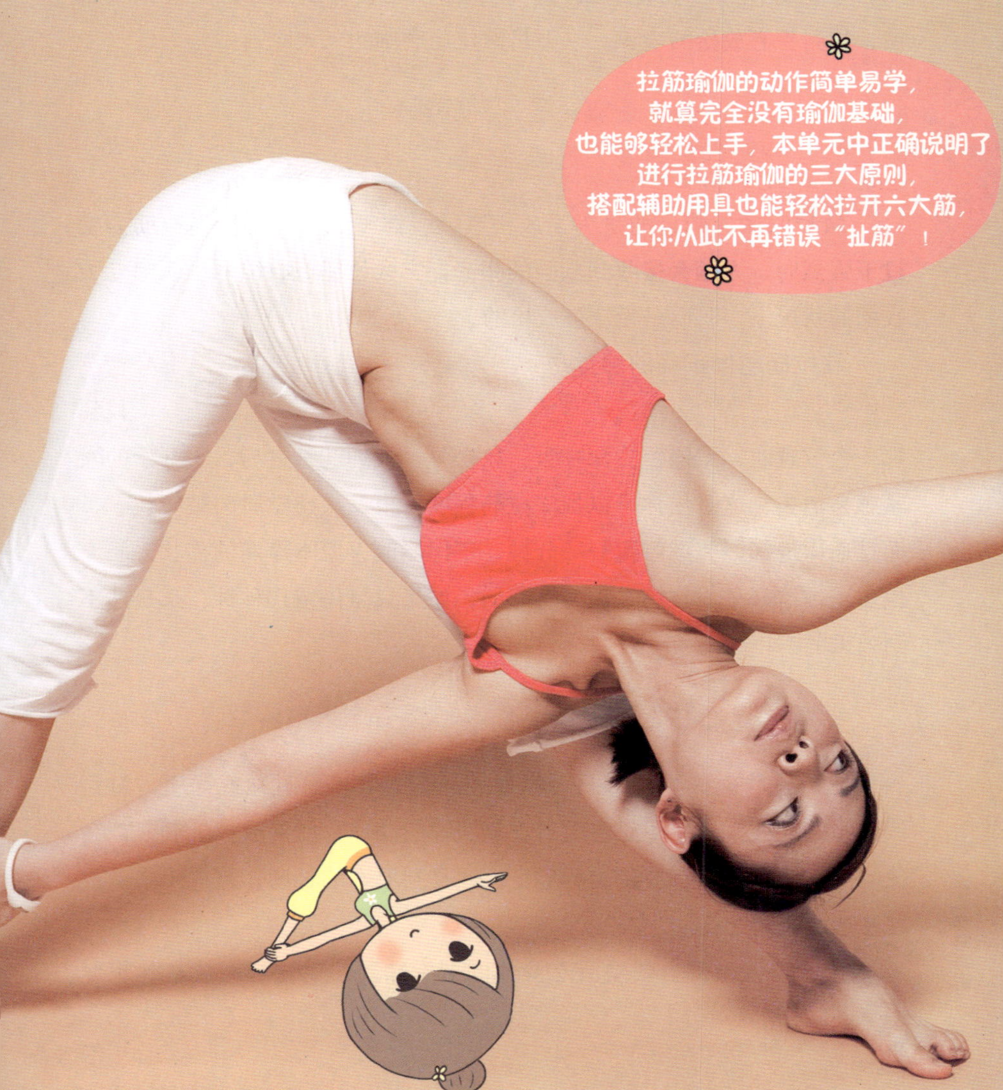

拉筋瑜伽的动作简单易学，
就算完全没有瑜伽基础，
也能够轻松上手，本单元中正确说明了
进行拉筋瑜伽的三大原则，
搭配辅助用具也能轻松拉开六大筋，
让你从此不再错误“扯筋”！

你到底在“拉筋”还是“扯筋”？

拉筋瑜伽是一种温和且有意识的肌肉伸展练习，搭配深长的呼吸以及有意识的停留，对于改善身体柔软度和恢复身心平静都有很大的帮助，不但可以放松僵硬的肌肉，让肌肉恢复良好的弹性，更能减缓脑波，达到身心放松的境界。以下是做拉筋瑜伽的三大原则：

Point 1 拉筋的痛不是痛，是一种酸紧感，停留后竟转变为舒畅感！

做拉筋瑜伽的目的是为了放松紧绷、僵硬的肌肉群，当拉筋力度过于强烈时，大脑会接收到危险的指令，它会让肌肉收缩，当肌肉处于收缩的状况下，肌肉是无法被放松的。

做拉筋瑜伽正确的感觉是：“有一点酸酸紧紧的，但是不会有撕裂感或是疼痛产生，停留放松之后，酸紧感竟然转变为舒畅感！”找到那一个位置时，“停留、深呼吸、放松”，大约20秒之后，一开始的酸紧感会消失，这时候你可以加深拉筋程度，再一次感觉肌肉被拉长了，而且通体舒畅，持续停留3～5分钟，不但能改善原本疼痛的症状，肌肉也真正被拉开了，拉筋是需要时间的，如果只是停留10秒钟，那是达不到效果的哟！

Point 2 每一个拉筋瑜伽的动作，都要有意识地停留

进行动作时，要温和且缓慢地控制，力度不可过猛或弹压，过猛或弹压的伸展方式，让肌肉做出重复回弹的动作，就变成“扯筋”，会使肌肉在快速且没有控制的情形下，回复到原本的长度，这样一来，很容易造成肌肉拉伤。

拉筋瑜伽帮助自我唤醒对身体的“觉知”，让注意力放在你想要

伸展的地方，就像在伸展大腿时，你要告诉你的大腿："我现在要伸展紧绷的大腿肌肉，所以我要放松！"注意力在大腿上，去感觉肌肉是不是被拉长了，去感觉身体的变化，是不是一开始很酸的地方，慢慢转移到其他部位了呢？还是越来越痛呢？如果越来越痛，那么就将动作收回来一点点，要学会倾听你身体的声音。

Point 3 保持愉快的心情及深长的呼吸，不要闭气

以生理解剖学来看，"呼吸"是通过横膈膜的上下活动及腹部收缩所产生的交互运动，也可以说是"内脏体操"，帮内脏做按摩，同时也提升了血液含氧量，帮助我们做有效率的气体交换，当身体含氧量增加后，就能放松肌肉、释放身体多余的压力。

氧气，是提供人体生存的要素，滋养我们的细胞、神经、肌肉等；呼吸可以刺激副交感神经，减缓脑波，达到身心放松的境界，还能启动松果体（**注**）的机能，开发身体潜能，强化身体自愈能力。拉筋瑜伽能找到自我回归的感觉，通过深长的呼吸，来唤醒内在的稳定，调节心理状况，帮助我们把注意力向内聚集、往内看。

注 松果体（又叫做松果腺、脑上体或第三只眼），是位于脊椎动物脑中的一个小的内分泌腺体。它的位置在大脑正中央深处，平行于两个眉毛中间；它负责产生褪黑素，褪黑素能降低心脏的负担、提高睡眠质量、减轻精神压力；它也有调节所有内分泌的功能，被称之为"内分泌器官的总司令"。所以想要抗衰老、变美丽、心情平稳和拥有良好的睡眠质量等就要靠我们的松果体了。

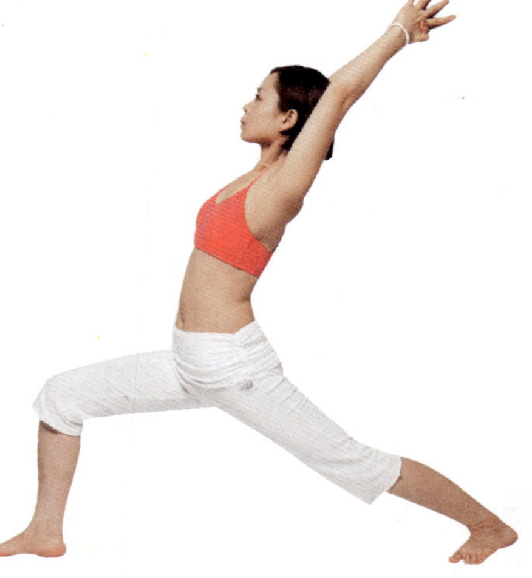

一起愉快呼吸，做拉筋瑜伽吧！

每个人都会呼吸，但是，你的呼吸方式正确吗？根据研究报告指出："呼吸速度越慢的人，寿命越长。"就像乌龟一样，乌龟平均可以活100年，甚至更久，因为它的呼吸速度非常缓慢、深长；反过来看看老鼠的寿命，平均大约两年左右，因为老鼠的呼吸急促，心跳快速。由此可以得出，呼吸质量和呼吸的长短足以影响我们生命延续的长度。

"呼吸"在拉筋瑜伽中是很重要的一个元素，就像身体与身体的对话，通过呼吸，我们可以更加清楚地认识自己，稳定、柔和、深长的呼吸可以减少能量损耗，使心灵和脑神经的活动变缓慢，这样你的情绪就是平稳、安定的，也就不容易产生焦虑不安的情绪了。

放慢速度、加深呼吸的3D呼吸法

拉筋瑜伽的基本呼吸法，就是鼻吸鼻吐的横隔膜呼吸法（Ujjyi Breath），也叫做"3D呼吸法"。整个横膈膜呼吸的练习，第一个重点是在于放慢呼吸的速度，第二个重点则是加深呼吸空气的量。

横膈膜刚好位于身体中间，像降落伞一样隔开我们的胸腔和腹腔，是主要的呼吸肌群，当你吸气时，把肋骨轻轻地从两旁往后推开，因为肋骨的扩张，脊椎也会做到伸展；吐气时，腹部轻轻地往内收、向上提，横隔膜会像降落伞一样往下降，肋骨则会向上、往外抬起。

横膈膜呼吸法也是属于腹腔的内脏运动，凭借着深长的吸气及吐气，扩大横膈膜的伸缩范围，帮助腹腔中大量的静脉血液压缩，回到心脏，更是一种促进血液循环、活络全身组织与心肺的直接内脏运动。

拉筋瑜伽的呼吸方法，不只是生理上的将氧气吸进身体，排出二氧化碳的过程，更是一种自我净化、能量转换，凭借着“意识”来控制自我的呼吸，让不安、躁动或焦虑的心情，通过呼吸的转换，达到静心的目的。

“呼吸”让拉筋瑜伽得到更多的能量

初学者在练习拉筋瑜伽时，可以运用鼻吸鼻吐的呼吸法，也就是“吸三吐三”，用吸气三秒钟，吐气三秒钟的方式开始练习，把注意力放在空气流通到鼻孔时的感觉，吸气和吐气不要间断，也不要停顿，缓慢地、平顺地专注在呼吸上；升级版的呼吸法，可以改成“吸五吐五”，将吸气加深到五秒钟，吐气也是五秒钟，慢慢地你可以开始控制，将能量（氧气）送到肌肉需要被放松的部位，轻轻地把表面的皮肤推开，用呼吸来帮深层的肌肉做按摩。

只要有意识地重复做一件事，很快就会变成一种习惯，做任何一个拉筋瑜伽的体位法，吸气时，清楚地去感受氧气流动到全身的感觉，闭上眼睛，配合呼吸，用心感受拉筋的过程，这样一个有意识、有控制的稳定停留就是做“拉筋瑜伽”真正的目的。

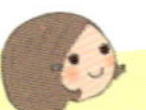

使用辅助用具，轻松拉开“六大筋”！

对于拉筋瑜伽的初学者或是筋骨较为僵硬、身体有旧伤的人来说，一开始在做拉筋的动作时也许会有些困难，并且因为每个人的身体状况不同，每个动作所达到的程度也不尽相同，这个时候你可以适时地使用辅助用具，像是瑜伽伸展绳（可用毛巾、布制皮带代替）、瑜伽砖（可用大毛巾或是坐垫代替），来帮助筋骨伸展，延长动作的停留时间，更能针对动作不熟悉或是无法达到动作者，辅助其完成动作。

任何姿势的停留如果觉得不舒服，可妥善使用各种辅助用具来帮助身体放松，使用辅助用具时，请随时观察自己身体的变化，调整拉筋的动作，让身体在最轻松、没有压力的状态下来进行拉筋瑜伽。

做拉筋瑜伽的小帮手

小毛巾		毛巾的尺寸16cm×140cm，选择棉质、吸汗的材质，或是一般家用的毛巾，在练习时除了可随时擦汗，还能卷起或垫于身体不适处来保护肢体。
布制皮带		皮带的材质尽量选择织布或棉质，练习时对身体有较足够的支撑力，也可以让动作变得轻松。
瑜伽砖		瑜伽砖是用来弥补身体欠缺的柔软度，不但能让我们有舒适的停留，更能用它来加深动作的深度和延展度。

大毛巾这样折，能代替瑜伽砖，帮助拉筋！

长条折法	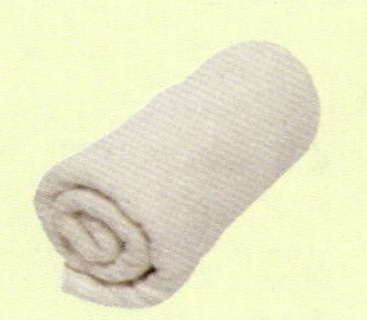	将毛巾横向打开，左右各往中间对折后再对折，再从侧面开始往内卷，卷成长条状后，可用绳子或橡皮筋固定，能用于躺姿拉腹筋时，放在脊椎下方，辅助伸展腹筋。
砖块折法	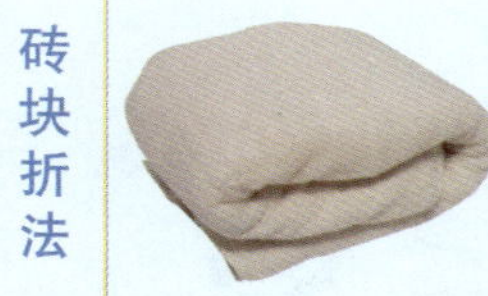	将浴巾横向打开，两侧各往中间对折三次，再从侧面折成长方体，用橡皮筋固定形状，可取代瑜伽砖，放在肩膀、胸口、膝盖下方，辅助伸展腹筋、手臂前侧筋等。

拉筋瑜伽的小道具，这样用就对了！

小细节、大关键，以下6个大原则教我们在做任何拉筋瑜伽之前，先听一下你身体的声音，想想目前的身体状况，帮身体准备一个最舒适的位置，做最有效率的伸展。

Point 1 坐姿时，当两边的骨盆无法平均坐在地板上时，可在臀部下方垫坐垫或是坐瑜伽砖。

Point 2 坐姿时，膝盖比较脆弱或是有受过伤的人，在弯曲膝盖时，可在膝盖后侧夹一条小毛巾。

Point 3 躺姿或坐姿时，手无法抓到伸直的双腿时，可用布制皮带或毛巾，帮助将腿带靠近身体。

Point 4 躺姿时，后脑勺无法平贴地板或耸肩时，可在头后方垫毛巾。

Point 5 肩关节有伤，或是肩膀较僵硬的人，在躺姿拉手臂筋的时候，可在肩膀下面垫毛巾或坐垫。

Point 6 做任何动作，膝盖正后方的位置如果有拉扯感，可微弯膝盖或是在膝盖下方垫毛巾。

用毛巾拉"六大筋"，效果更好！

1 趴桌拉背筋

双手打开与肩膀同宽，双脚打开与臀部一样宽，用大拇指扣住毛巾，双手扶住桌面，双脚平行往后移动，感觉腿后侧、背部、肩颈的伸展，拉长背筋，肚子往内收，腰椎不要往前挺，停留5个呼吸。

改善症状

小腿抽筋、脚跟痛（跟腱炎）、脚底痛（足底筋膜炎）、腿麻、臀部酸痛、坐骨神经痛、腰背痛、下肢循环不良等。

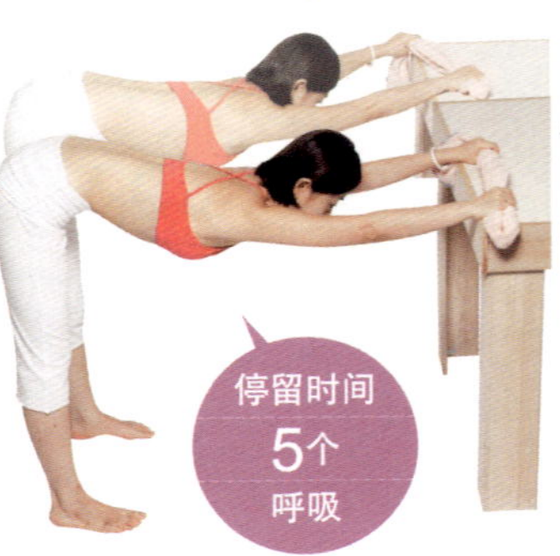

停留时间 5个 呼吸

Tips

开始如果背和腿后侧感觉很紧，你可以让双腿远离桌面，慢慢地伸展开之后，再把身体缓缓地靠近桌子，最后身体会和桌子呈90度姿势，双脚会在臀部的正下方，肩膀很紧的人，可以把毛巾抓到两倍肩膀的宽度。

2 踮脚拉腹筋

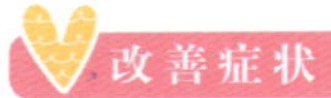

改善症状

驼背、大腿前侧粗壮的体态、胸闷、呼吸不顺、生理痛、消化不良等。

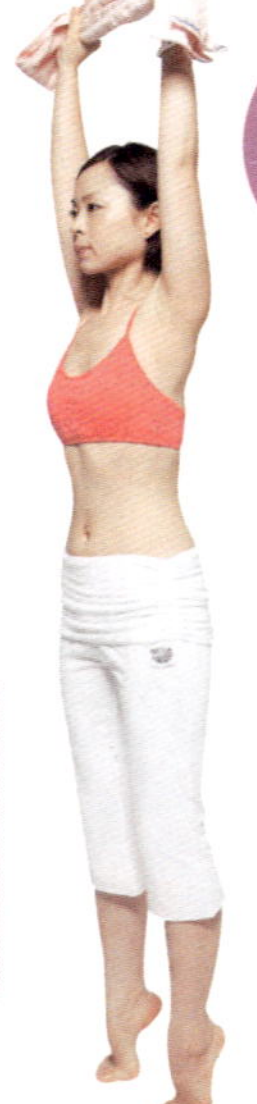

一回合 重复做 5次

双脚打开与臀部同宽，大拇指扣住毛巾，放在身体两侧，吸气，小腹微收往上提，一边慢慢踮脚，肩胛骨往下稳定，双手带着毛巾从身体前方往天空的方向拉高，吐气，双脚、双手慢慢地回到身体前方，记得不要耸肩、腰椎不要往前挺。

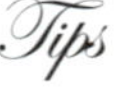

Tips

肩膀较僵硬的人，手抓毛巾的位置可以与肩同宽，动作熟悉后，可以慢慢缩短两手之间的距离，增加拉筋的深度。

3 开脚拉侧面筋

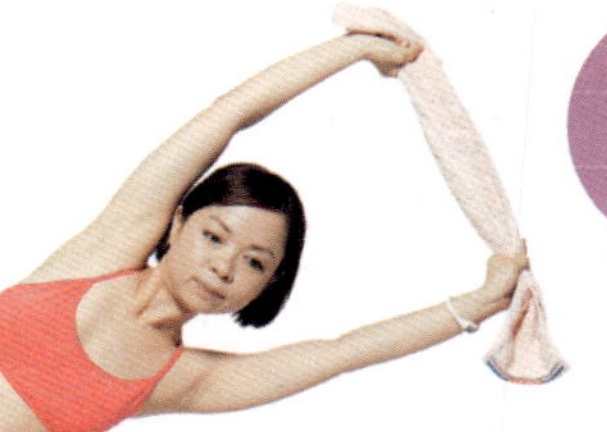

停留时间
5个
呼吸

改善症状

身体歪斜、高低肩、骨盆不正、骨盆歪斜、腿麻或疼痛无力、长短脚、脊椎侧弯等。

Tips

当身体往左右延伸时，身体不要扭转，保持骨盆的中立，记得不要耸肩，保持肩胛骨的稳定。

双脚打开比肩膀宽，双手握住毛巾的两端，打开距离比肩膀宽，吸气，双手带着毛巾往天空拉高，吐气，身体往左边延伸，臀部轻轻推到右边，停留5个呼吸，吸气，身体往右拉回中间，吐气，换右边再做一次。

4 坐姿拉扭转筋

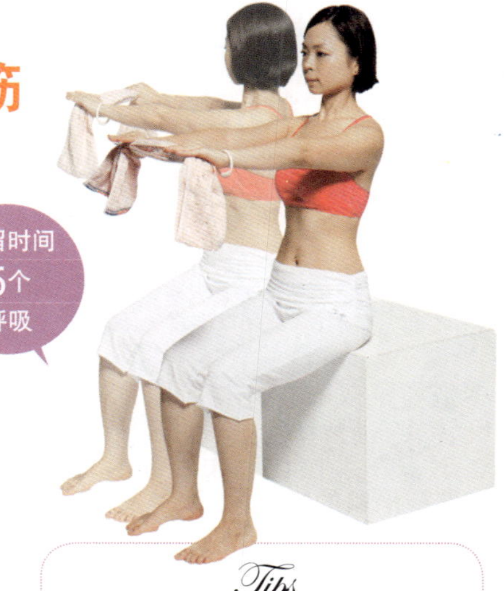

停留时间
5个
呼吸

改善症状

腰酸背痛、消化不良、便秘、自律神经系统失调、失眠、异常疲劳、呼吸浅短、胸闷、长短脚、膝盖退化所引起的关节炎等。

坐在椅子上，双手打开，抓住毛巾的两端，吸气，延伸脊椎，双手平举到肩膀的高度，吐气，骨盆维持稳定，身体往右转，肩膀远离耳朵，停留5个呼吸，吐气回正，换左边再做一次。

Tips

当身体扭转的时候，要从侧腰的地方开始转，不要只转动肩膀，当身体往侧边转时，另一边的臀部要稳定地坐在椅子上，保持骨盆稳定。

5 坐姿拉手臂前侧筋

改善症状

五十肩、腕肘隧道症候群、头晕、心律不齐、心悸、胸闷、腋下淋巴循环不良等。

坐姿，双脚打开与肩同宽，双手放在身体后方，双手反转往后抓住毛巾，吸气，肩膀往后转打开胸口前侧，吐气，从肩膀到手臂往后延伸拉长。

停留时间
3分钟

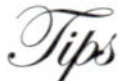

当手要往后方反转的时候，不要只是想着要把手往后抓毛巾，要先从打开胸口开始，让肩关节往后转。

6 坐姿拉手臂后侧筋

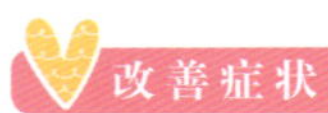

脖子紧、肩颈僵硬、肩胛骨膏肓痛、习惯性头痛、头昏脑涨、耳鸣、网球肘、五十肩、妈妈手（手臂、手腕酸麻无力）、眼压高、颈椎椎间盘突出等。

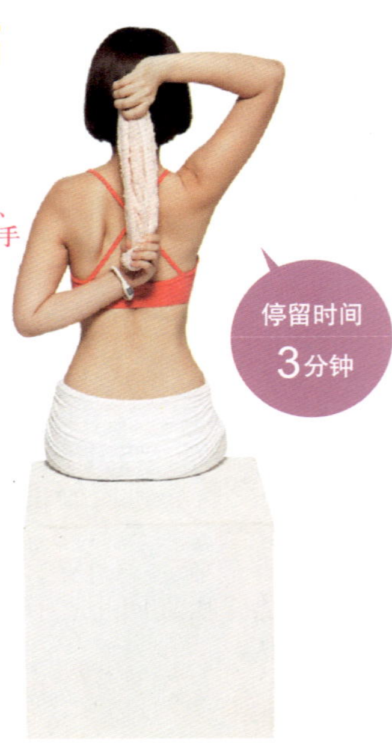

停留时间
3分钟

坐姿，双脚打开与肩同宽，左手由下反转放左后背上，右手抓住毛巾从上方往下，左手拉住毛巾互扣，停留3分钟，维持平顺的呼吸。

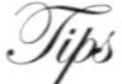

当手要往后方反转的时候，不要只是想着要把手往后抓毛巾，要先从打开胸口开始，让肩关节往后转。

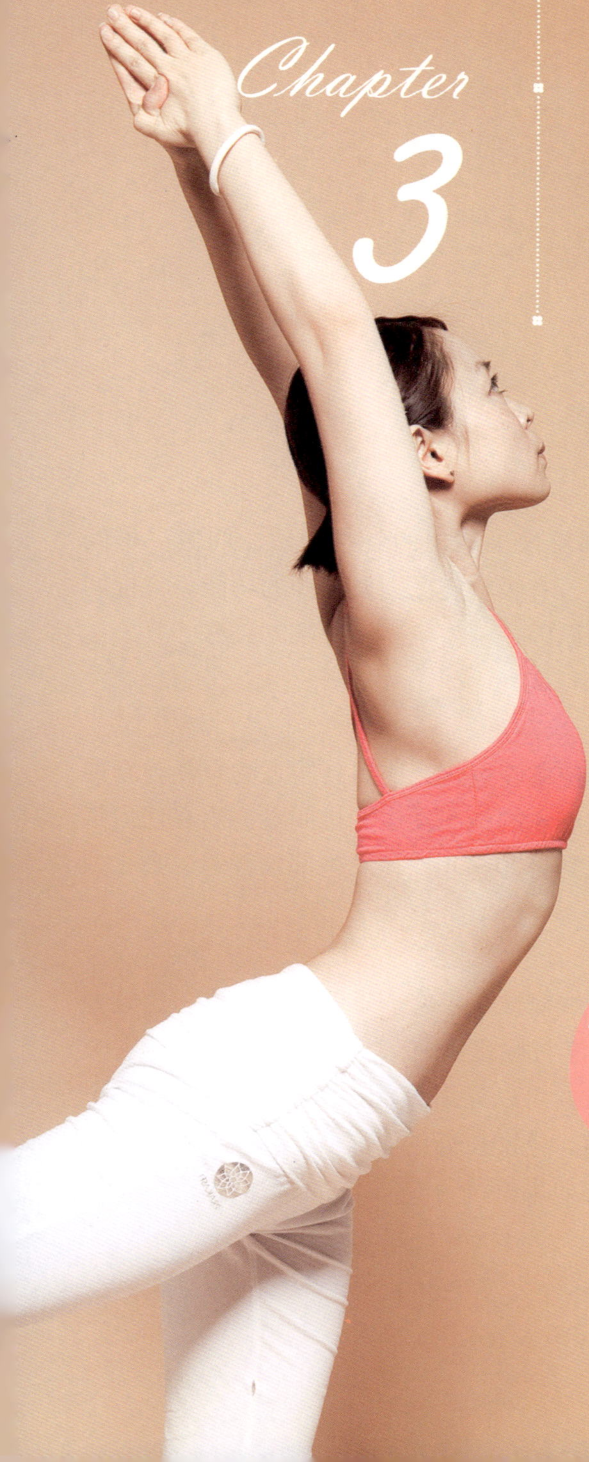

Chapter 3 实践应用篇

拉松僵硬的筋，
迅速改善身体不适！

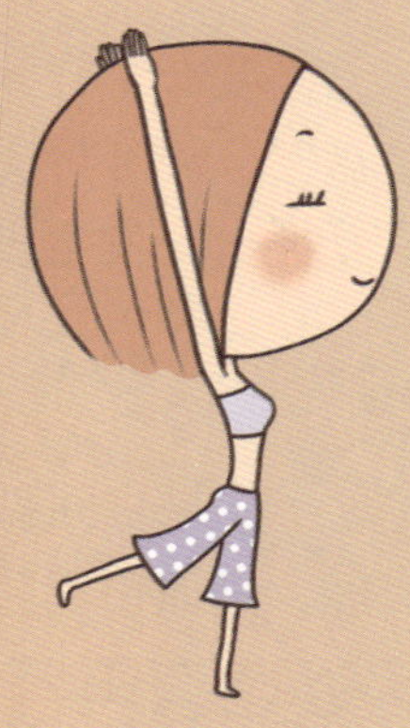

本单元针对现代社会中人们
容易患的病症及形成的不良体态，
分别设计出2～3招的拉筋动作，
每天只要花5分钟，
拉开僵硬的筋，
效果马上看得见！

s t r e t c h
Y O G A

腹部拉筋运动

解除症状

• 腰痛、腰椎病
• 椎间盘突出

每一个脊椎体中间都有像果冻似的胶状物质，叫做“椎间盘”，当脊椎受到压力时，有吸收震荡力及缓冲的功能。“椎间盘突出”发生没有一定的原因，常常是因为长期的姿势不良或是突然的外力撞击，造成椎间盘的变形、移位或破裂。

如果椎间盘变形、移位或破裂，会压迫到附近的脊髓与脊神经，进而引起腰部疼痛或麻木的情况发生。椎间盘突出在任何年龄段都有可能会发生，尤其是20～50岁，发生部位普遍也会在颈椎或腰椎。

如果你经常感觉肩颈酸痛或是手麻、下背痛、脚麻，这就要特别注意了，严重时，连打喷嚏、咳嗽，都会加重疼痛，这时候可以先用热敷来舒缓周围紧张的肌肉，搭配拉筋的动作，来缓解疼痛，疼痛如果持续，要记得提早就医。

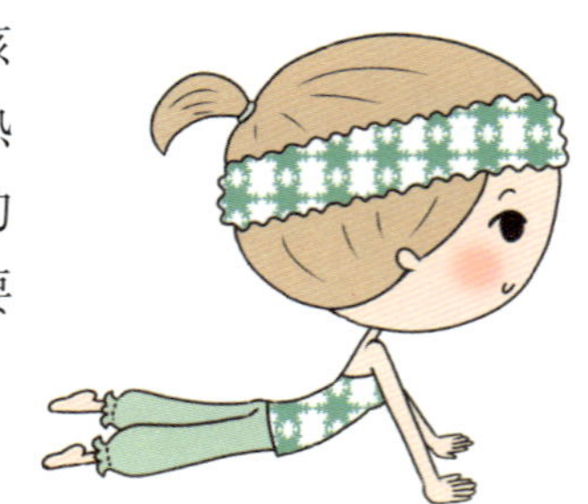

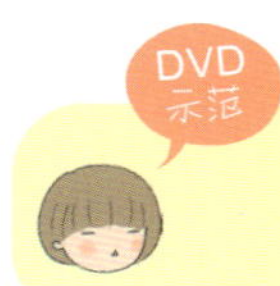

眼镜蛇

拉长腹部肌肉
来伸展脊椎

有感觉的部位

① 腹部前侧。
② 手臂内侧。

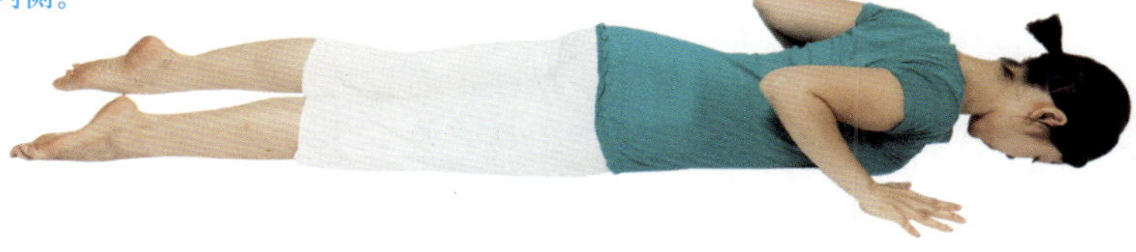

[趴姿抬起上身]

趴姿，双手放在肩膀两侧，吸气，感觉肚子延伸拉长将身体带起，停留10个呼吸后，吐气，回到趴姿。

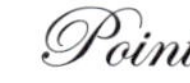

Point

手臂微弯，不要外开，腋下夹紧，肩膀不要耸起，可以美化手臂线条。

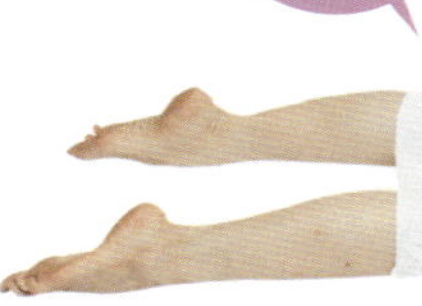

Remind

手的位置可依个人状况调整

双手的位置可以依个人的身体状况来做调整，可以循序渐进从放在耳朵边、肩膀边、胸口边或腰边，来增加身体推起的高度。

手臂不要勉强撑起，手肘也可以放在地板上，推起上身时记得肚子微微吸气往内收，以腰不会酸痛为原则，感觉腹部前侧的伸展。

半蝗虫

延伸双手和双脚
来锻炼腹筋

有感觉的部位

① 腹部前侧。
② 背部肌肉收缩。

[趴姿双手往天空延伸]

趴姿，双手放于身体两侧，手心往上，吸气，手脚原地延伸，吐气，手脚往天空抬高，头不用抬起，头顶往正前方延伸，眼神往地面看，停留10个呼吸后，吐气，缓慢回到原来的趴姿。

Point
手脚飞起来时，腹部要微微往内，不能放松，手脚是往后延伸的感觉。
停留时间
10个
呼吸

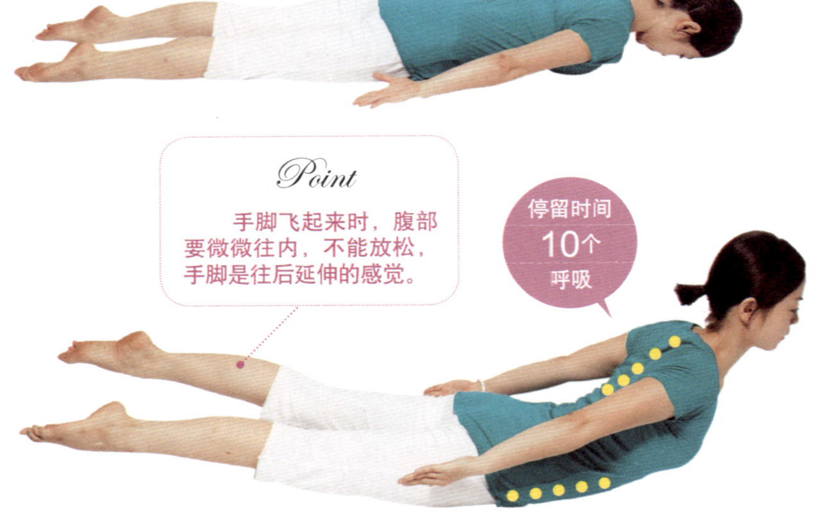

Remind

升级版的拉筋动作

当半蝗虫的拉筋动作熟悉之后，可以试试看升级版的拉筋动作——超人起飞，吸气，手脚原地延伸，吐气，手脚往天空拉长，停留10个呼吸，记得腹部要往内缩，能确实伸展到腹部前侧肌肉，改善腰椎不良的问题。

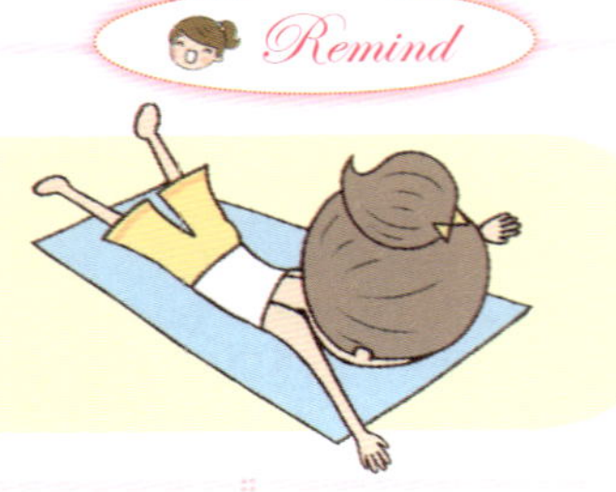

stretch
YOGA

侧面拉筋运动

解除症状

• 骨盆高低不平
• 长短脚

骨盆的高低不平，是生活中不良的姿势和习惯日积月累而产生骨盆变形的情况。骨盆高低不平容易造成骨盆两边的肌力不平均，同时也会影响到髋关节的受力，容易造成长短脚和常态性的腰酸背痛。

如果没有腰椎骨刺，却常常感到腿麻、疼痛、无力，多半是存在骨盆高低不平、扭转的现象。针对脊椎和骨盆周围的肌肉做伸展和训练，经常练习预防骨盆变形的拉筋动作，可以增加脊椎、骨盆之间的灵活度，训练肌肉的平衡和协调力，唤醒骨盆脊椎周围的弱势肌肉，有效地改善骨盆高低不平、下背痛的毛病。

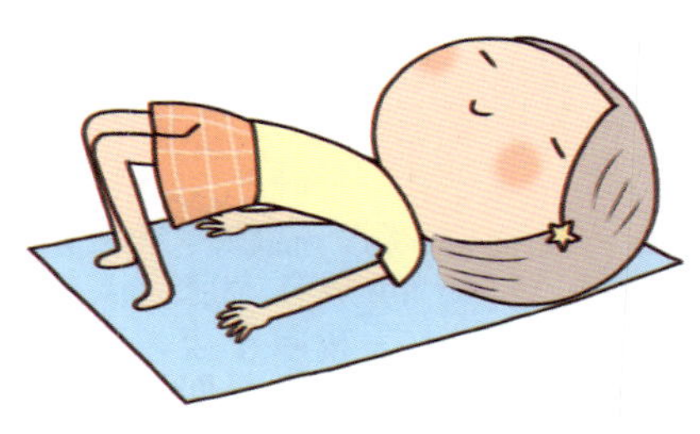

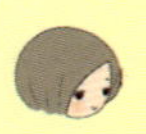

躺姿扭转

放松骨盆、髋关节
僵硬的肌肉

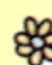

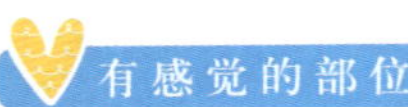

有感觉的部位

① 臂部外侧。
② 鼠蹊周围和腰部。

1 [躺姿打开双手]

躺姿，双腿伸直，双手打开，左腿屈膝放于右膝外侧，吸气不动。

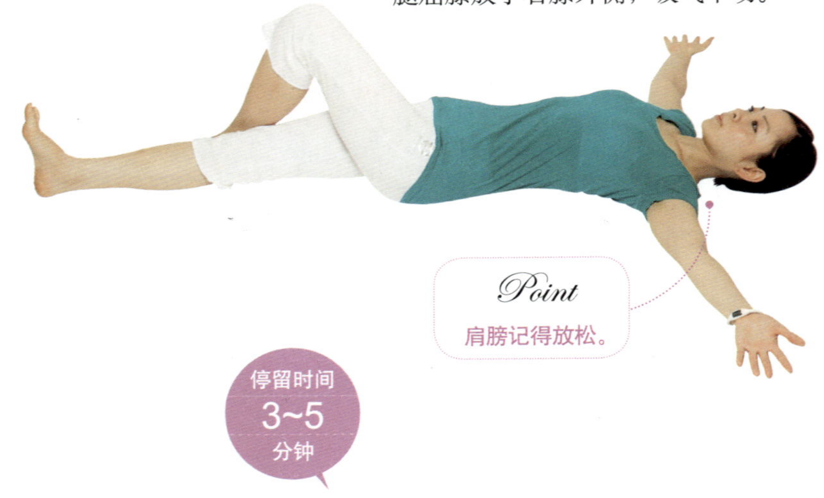

2 [膝盖尽量碰到地板]

吐气，把左腿往右边倒，右膝尽量碰到地板，右手放在左膝上支撑，身体和头转向左边，停留3～5分钟后，缓慢回复后，换左边，再做动作。

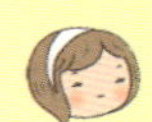

侧姿双脚延伸

从侧面训练
骨盆的稳定性

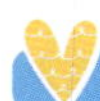

1 [侧躺预备]

身体向左侧躺，左手放在头下方当枕头，身体呈一直线延伸，右手放在前方地板上支撑，骨盆放正。

有感觉的部位

身体侧边有点酸酸的，想要增加拉筋的深度，可以把前方的手往天空的方向拉长。

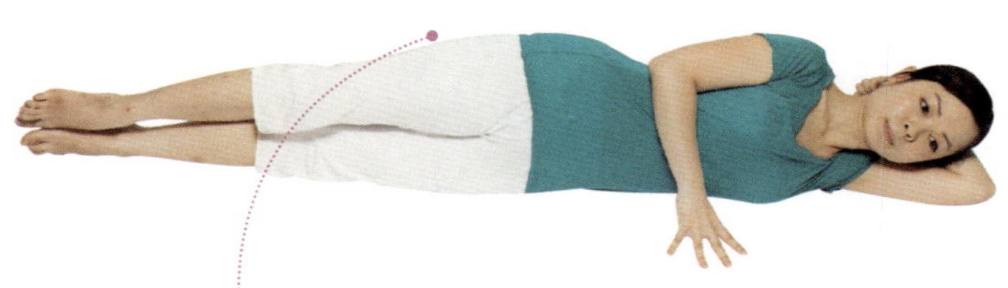

Point

随时留意骨盆的位置，不要往前倾，屁股不要往后倒，双脚感觉延伸拉长，稳定骨盆。

停留时间
10个
呼吸

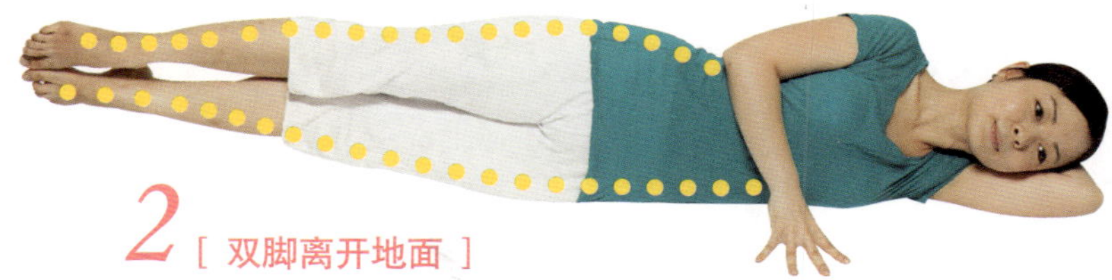

2 [双脚离开地面]

脚跟对脚跟，吸气，双脚原地延伸，吐气，双脚一起离开地面，停留10个呼吸。

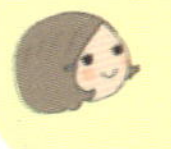

骨盆操

训练脊椎和骨盆的
灵活度及协调性

有感觉的部位

腹部、大腿前侧及髋部，训练脊椎和骨盆两边的稳定性。

1［双腿屈膝］

躺姿，双腿屈膝，双脚打开与臀部同宽，双手放在身体两侧，维持骨盆中立的位置，吸气预备。

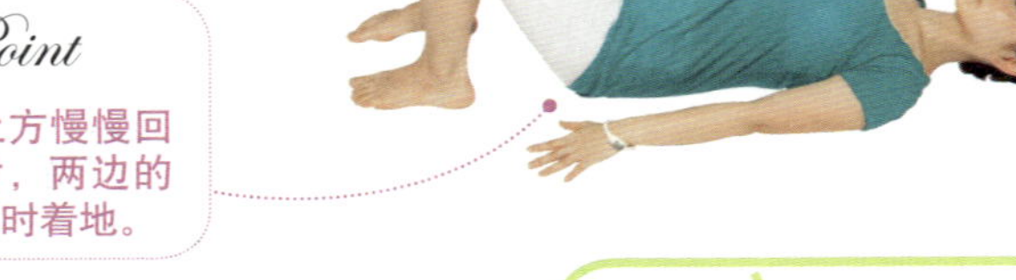

Point

从上方慢慢回到地板时，两边的臀部要同时着地。

身体在上方的时候，肚子要收住，不要挺腰，臀部不要夹太紧，肋骨不要往前凸起。

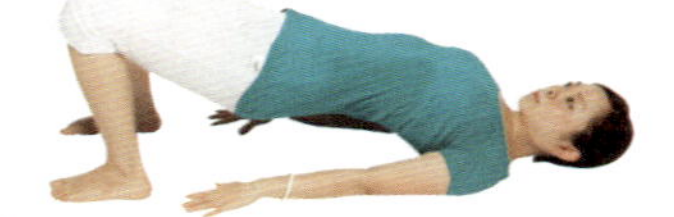

2［上身慢慢离开地板］

吐气，肚子轻轻往内收，腰先贴地，一节一节地使上半身慢慢离开地板。停留在上面8个呼吸。双脚用力往下扎根，膝盖和大腿前侧往前方延伸，吐气，有顺序地让胸椎先往下回到地面，上背贴地后，才是腰椎贴地，慢慢地腰贴地之后，再把骨盆回复到中立的位置。

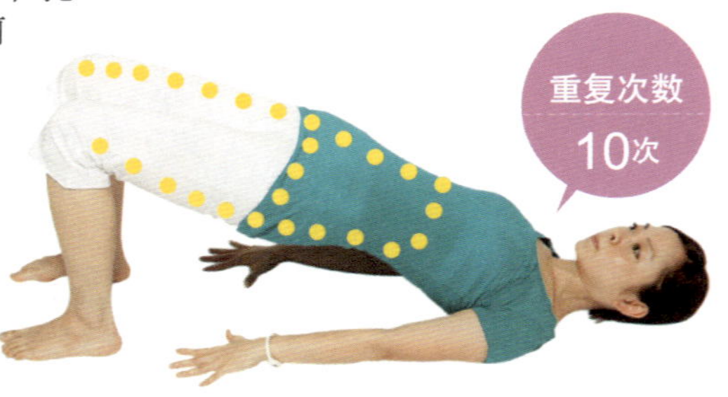

重复次数
10次

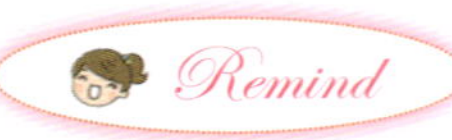

改善骨盆高低效果极佳

这是一个很细微、效果很好的拉筋动作，随时注意身体起来及躺在地板的时候，骨盆要一直保持中立的位置，经常练习能改善骨盆高低不平的情形。

s t r e t c h
Y O G A

手臂前侧拉筋运动

解除症状

- 五十肩
- 脖子紧、头痛

五十肩以前大多会发生在50岁左右的人身上，故名五十肩。但是在现代社会中，人们因为长时间使用电脑鼠标，再加上姿势不良、缺乏运动，五十肩发生在年轻人身上的概率也越来越大了。

初期症状会感觉上背及肩膀酸痛、头痛、脖子紧绷，到了中期，肌腱会开始发炎，若一直不理会，发炎的肌腱会产生粘黏的现象，肩膀的活动就会受限，严重时会造成肌肉萎缩又粘黏，这时虽然疼痛的感觉会慢慢消失，但是手已经无法上举，像是一般的举手、梳头、扣内衣、穿外套等动作，执行上都会发现有困难。多多练习能伸展手臂前侧筋的动作，在做拉筋瑜伽前，可以先在肩膀周围做热敷，伸展后的效果会更好。

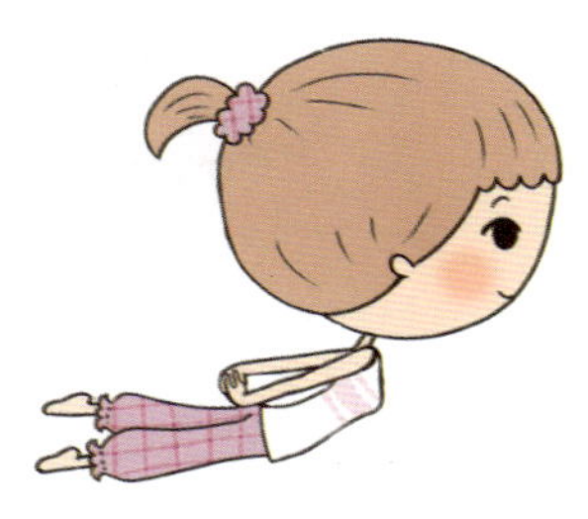

趴姿拉背

从胸口前侧启动
打开肩膀前侧

有感觉的部位

① 胸口前侧。
② 手臂前侧。
③ 后侧肩胛骨周围。

1 [趴姿预备]

趴姿，额头点地，双手往后十指互扣。

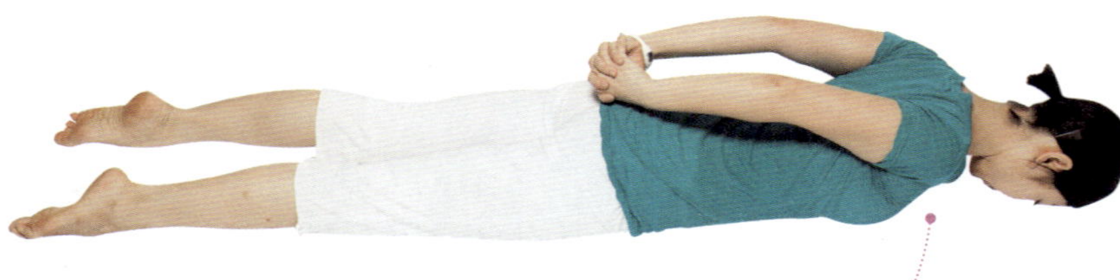

Point

肩膀容易压到地板，感觉肩关节卡住时，转肩，将手臂往后方拉长。

2 [双手互扣向后延伸]

吸气，打开胸口，两边肩胛骨往中间集中，吐气，从胸口打开肩膀向后延伸，维持平顺自然的呼吸，停留10个呼吸后回复原位。

停留时间
10个
呼吸

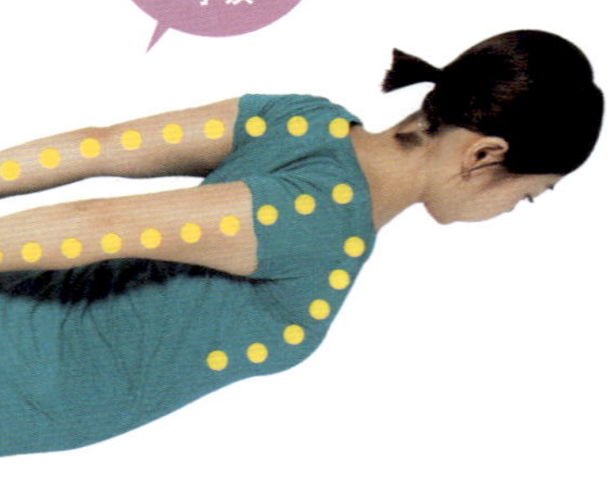

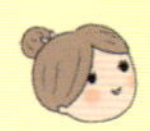

侧边拉肩

用身体的重量帮助
前侧筋的伸展

有感觉的部位

① 胸口前侧。
② 肩膀周围。

1 [趴姿屈膝]

趴姿，头转向右边，双手打开与肩同高，手心向下，右手撑于地板，右脚重叠在左脚上方，屈膝往上滑动至腹前，调整左肩关节到舒服的位置。

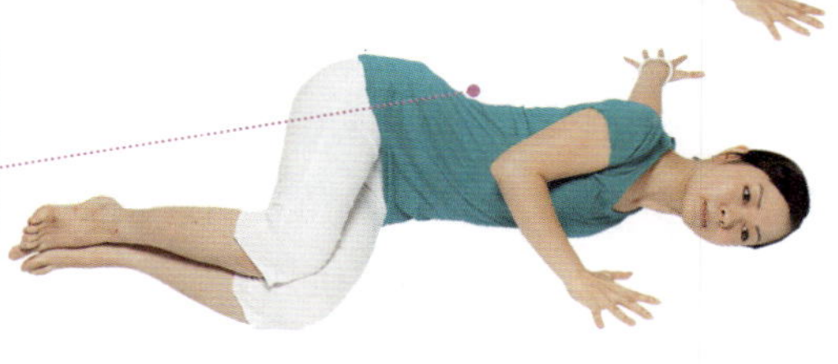

Point

脚慢慢往后方移动，感觉肩膀、腰侧被拉长。

停留时间
3~5
分钟

Point

肩膀太紧导致脚无法往后踩时，可以弯曲双腿，再将手放到腰后方，一样可以有足够的伸展。

2 [右脚往后方移动]

右脚慢慢往后方移动，踩于身体后方，直到肩膀、腰侧有拉长伸展的感觉，维持平顺自然的呼吸，停留3～5分钟后，缓慢回复后，换另外一边再做动作。

stretch YOGA

手臂前侧拉筋运动

解除症状

- 妈妈手、网球肘
- 手腕疼痛

通常俗称的鼠标手、网球肘在医学上称之为“腕、肘隧道症候群”，是一种很常见的职业病，常发生在手腕需要长期反复工作的人群中，如打字员、厨师等。家庭主妇经常做家务、抱小孩，也会容易造成手腕疼痛而引起妈妈手，临床的症状会是大拇指、食指和中指会有刺痛麻木感，有时在晚上会特别疼痛，甚至会延伸至手肘或肩膀。

除了伸展手臂前侧筋之外，平时该如何预防呢？尽量将手腕放在自然放松的姿势，提取重物时手掌不要过度弯曲或伸展，同时也要避免腕关节长时间的重复使用，适时地休息，预防胜于治疗才是最根本的改善之道喔！

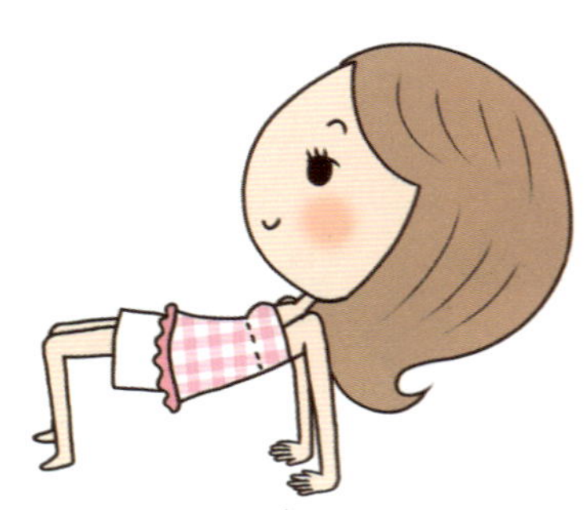

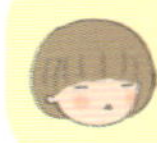

反转压手

简单地反向伸展手臂
前侧肌肉

有感觉的部位

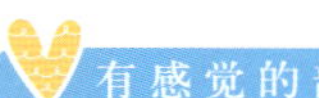

① 手腕。
② 手臂前侧。

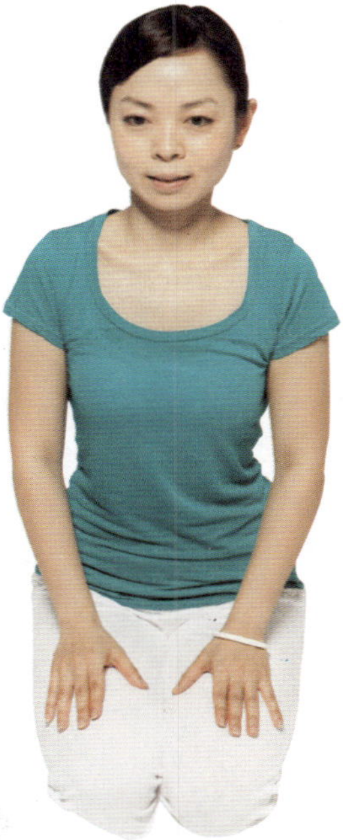

[双手手掌贴地，反转]

跪姿，手掌贴地，慢慢将手掌往外侧翻转朝向自己，停留3～5分钟，维持平顺自然的呼吸。

停留时间
3~5
分钟

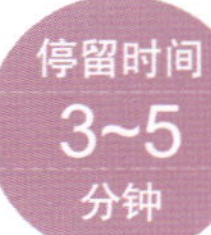

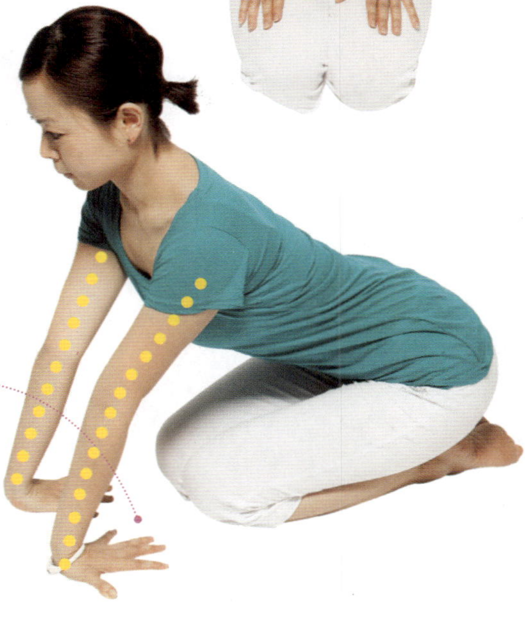

Point

尽量让手指朝向自己，转到自己可以接受的程度，脊椎延伸，肩膀远离耳朵，不要耸肩。

麻花手

训练平时难伸展到的 手臂肌肉

有感觉的部位

手臂内侧。

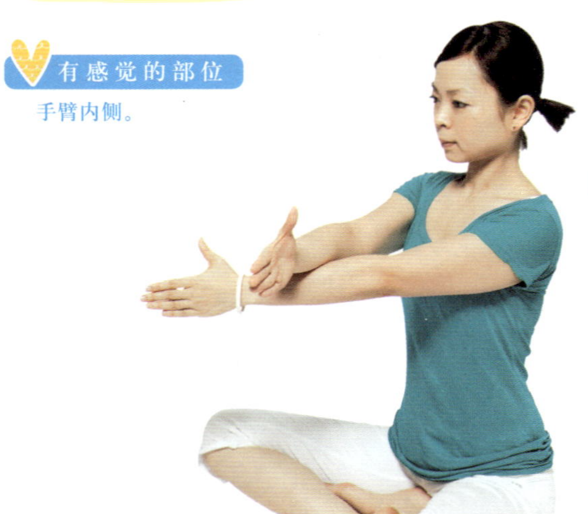

[十指互扣，反转]

双手平举交叉，右上左下，掌心对掌心，双手十指互扣，往身体方向反转后伸直，停留3～5分钟。

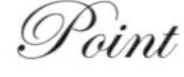

如果反转时，肘关节卡住手，无法伸直，停留在原处即可，不要勉强伸直。

停留时间 3~5 分钟

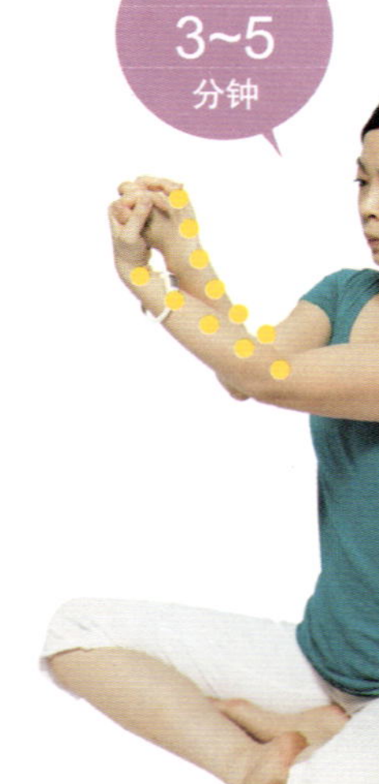

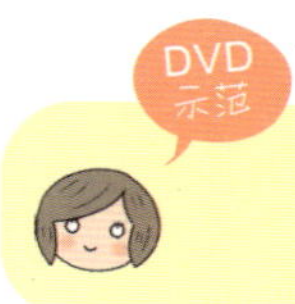

桌子

能伸展到肩膀
紧绷的肌肉

[双手放在臀部后方将身体撑起]

坐姿，双手放在臀部后侧，手指头朝前方，双脚打开与骨盆同宽，吸气不动，吐气，双脚往下踩，臀部往上推，让身体到“Π”字型，维持平顺自然的呼吸，停留10个呼吸后回复。

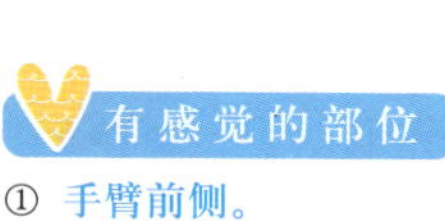

① 手臂前侧。
② 肩膀周围。

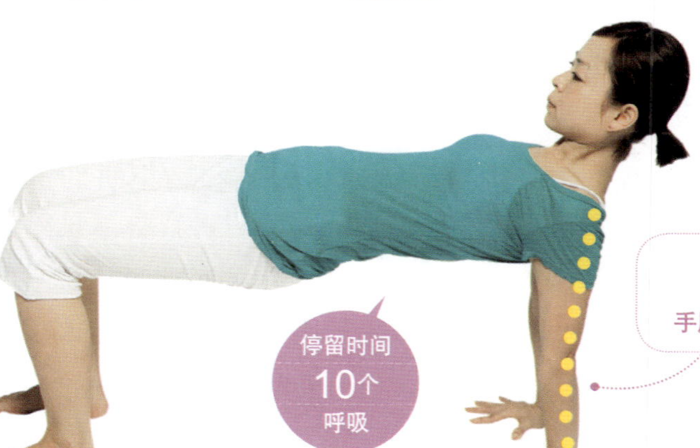

停留时间
10个
呼吸

Point
手肘不要锁死。

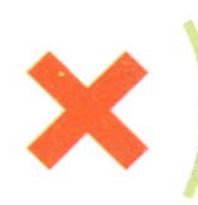

腰部不要往下沉，双脚不要打开，往中间集中，用双手的力量将臀部往上推，要用肩膀稳定往下的力量来支撑身体的重量。

s t r e t c h
Y O G A

手臂前侧拉筋运动

解除症状

- 胸闷、呼吸不顺
- 呼吸急促

当我们处在压力大、焦虑、紧张的状况时，呼吸容易变得很浅，不自觉地会变成胸式呼吸，造成胸前肌肉过度使用，而产生胸闷，总觉得好像有一口气吸不上来、呼吸不顺畅，给日常生活带来不便。

手臂前侧筋包含了胸口前侧、胸大肌和胸小肌的部分，当肌肉太紧绷僵硬的时候，很容易造成胸闷或呼吸不顺畅的情形，这时候请放下手边的工作，先进行几次深呼吸，做一些能伸展拉筋的动作，打开胸口前侧的郁闷，可以帮助你放松焦虑紧张的心情喔！

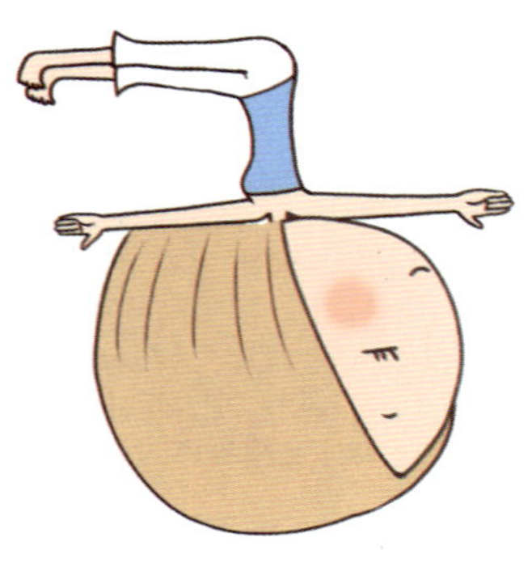

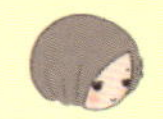

双脚靠壁

让手臂的深浅层肌肉
都得到放松

有感觉的部位

① 大小腿后侧。
② 上方臀部外侧。
③ 肩膀前侧及腰背处。

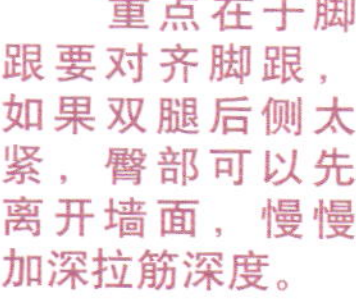

Point

重点在于脚跟要对齐脚跟，如果双腿后侧太紧，臀部可以先离开墙面，慢慢加深拉筋深度。

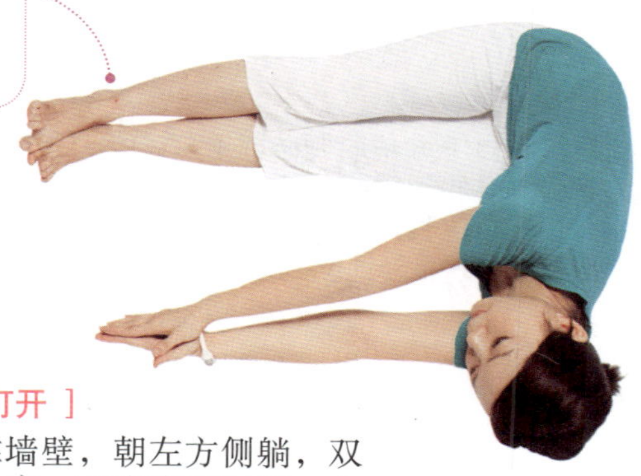

[双脚靠墙手打开]

双脚依靠墙壁，朝左方侧躺，双脚和身体呈90度，双脚脚跟对齐，右手往右边打开，一开始手无法碰到地板时，可在右手下方垫枕头支撑，维持平顺自然的呼吸，停留3～5分钟。

Point

膝盖不需要刻意伸直，可以微弯，如果膝盖后方痛，可以在下面垫毛巾。

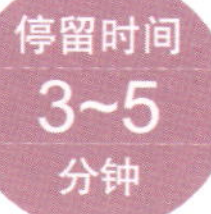

躺姿绑马尾

加深对胸口前侧及手臂的伸展

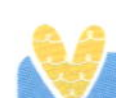

有感觉的部位

① 胸口前侧。
② 肩膀周围。

[躺姿，胸口下垫毛巾]

躺姿，胸口下方垫瑜伽砖或毛巾，双手互扣，放于后脑勺后方，双脚往前方延伸拉长，维持平顺自然的呼吸，停留3～5分钟。

停留时间
3~5
分钟

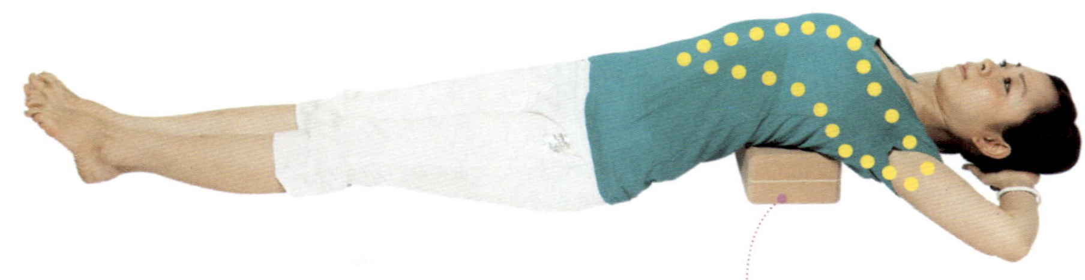

Point

胸部后侧垫高能加强拉筋程度，打开胸口前侧和手臂前侧。

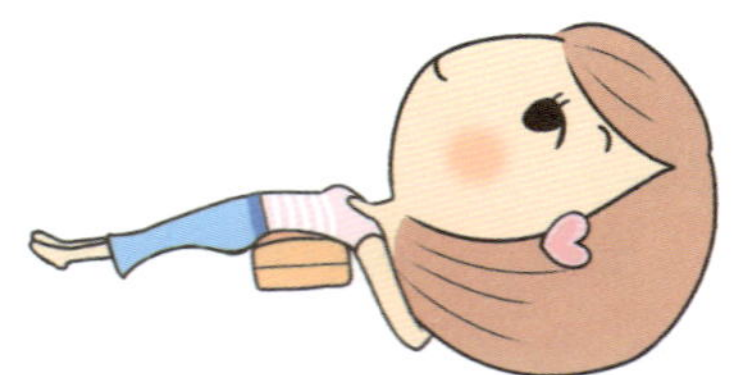

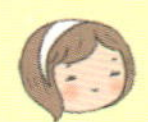

鱼儿式

用扩胸来加强
拉筋的强度

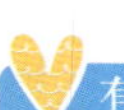

有感觉的部位

① 胸口。
② 颈部和肩膀前侧。

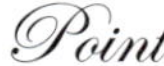

Point

如果你觉得会腰酸，可以让双脚踩在地板上，用胸口往上的力气推高身体，不是腰椎用力。

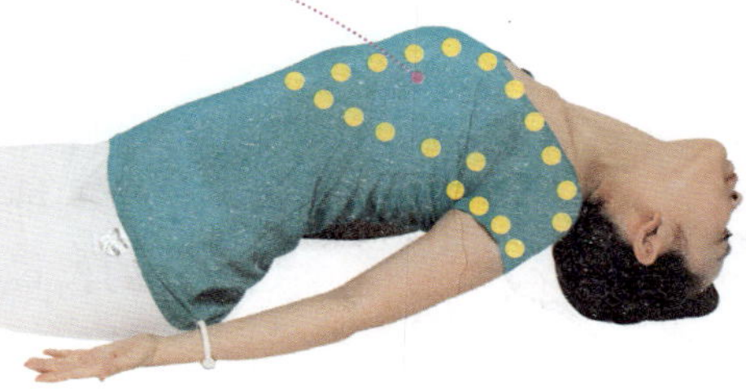

停留时间
10个
呼吸

[躺姿，胸部往上延伸]

胸部往上推高，肩膀往下放松，停留10个呼吸，让胸部、肩膀前侧加强的反向伸展，更可以达到拉长颈部前侧和按摩甲状腺腺体的效果。

Remind

你也可以这样做！

一开始无法做到的人，可以将毛巾卷成长条，直放在胸口下方，双手往上延伸，手心往上，双脚伸直拉长，停留3～5分钟，也可以舒展胸口郁闷的感觉。

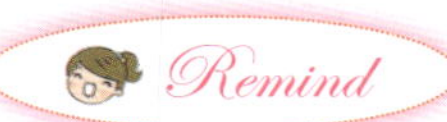

stretch
YOGA

手臂后侧拉筋运动

解除症状

- 肩胛骨膏肓痛
- 肩关节旋转异常

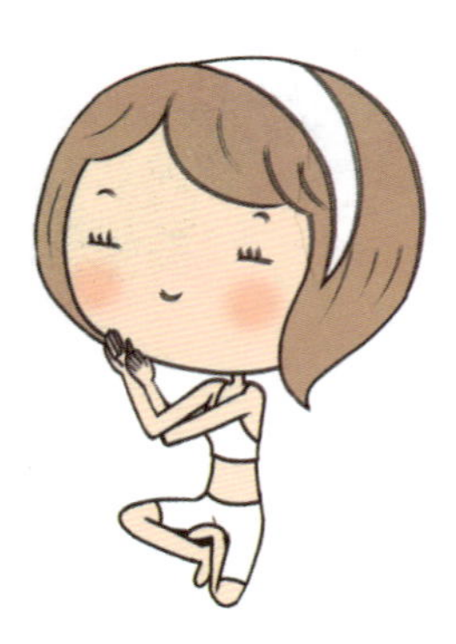

当肩膀和背部疼痛时，在肩胛骨中间靠近脊椎骨的地方，会有一处特别酸痛，这就是膏肓的位置，患有膏肓病的人群以上班族居多，其原因是姿势不良、作息不正常或缺乏运动所引起的肌肉酸痛。

引起肩胛骨膏肓痛的原因有很多种，过多的上举动作、搬运重物，或是过度使用手臂的运动，如打棒球、垒球、排球、羽毛球等，这些都是容易造成肩胛骨膏肓痛的原因。

肩关节是能360度大幅活动的关节，因此肩关节的稳定度就变得格外重要，经常练习能拉开手臂后侧筋的动作，让筋络往反向拉长，放松紧绷的旋转袖，改善肩胛骨膏肓痛的问题。

坐姿牛面手

拉长及放松紧绷的旋转袖肌肉

有感觉的部位

① 手臂的肩胛骨。
② 膏肓处。

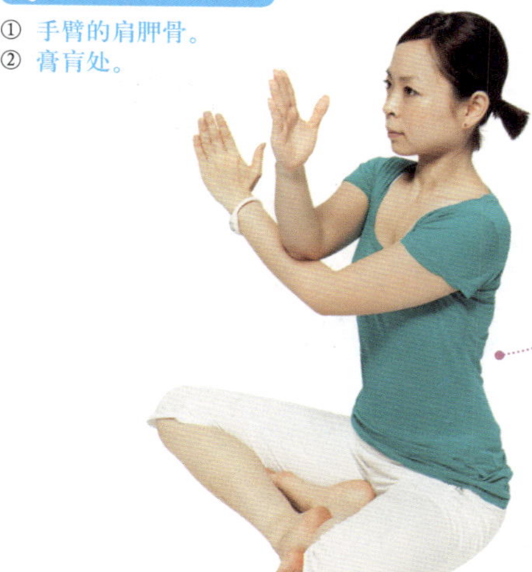

Point
不要驼背。

停留时间
3~5
分钟

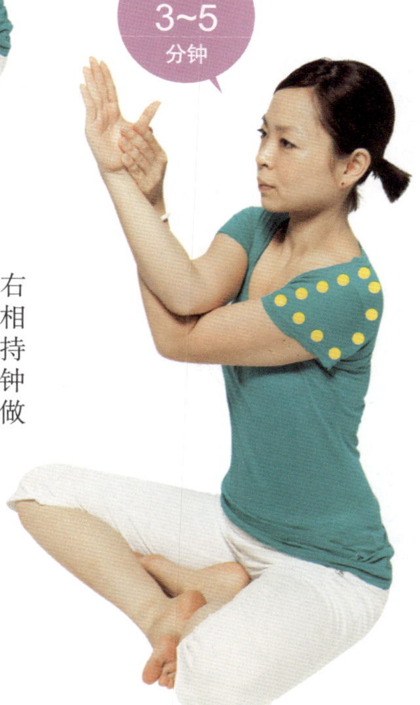

[双手交叉停留]

坐姿，双手微曲交叉，右手肘靠在左手肘上方，将掌心相对，左手指放右手心上方，维持平顺自然的呼吸，停留3～5分钟后，缓慢还原，两手交换，再做动作。

剪刀手

深层伸展消除

虎背熊腰

有感觉的部位

① 肩膀后侧。
② 手臂外侧三角肌的位置。

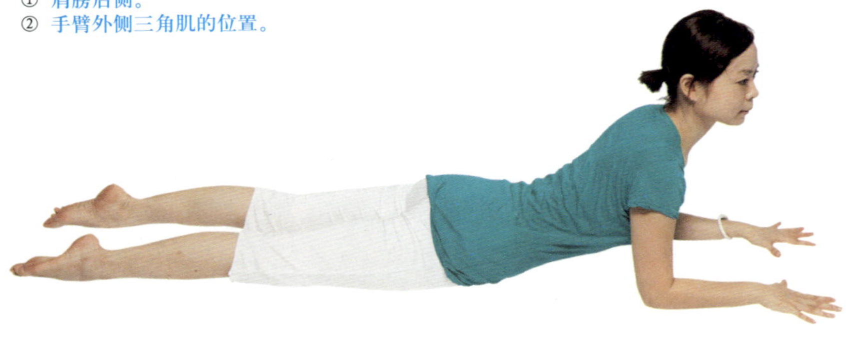

[右手放到左手腋下]

趴姿，头转看右，左手伸直往右边延伸，右手放到左边腋下，维持平顺的呼吸，停留3～5分钟后，慢慢还原后，换手动作。

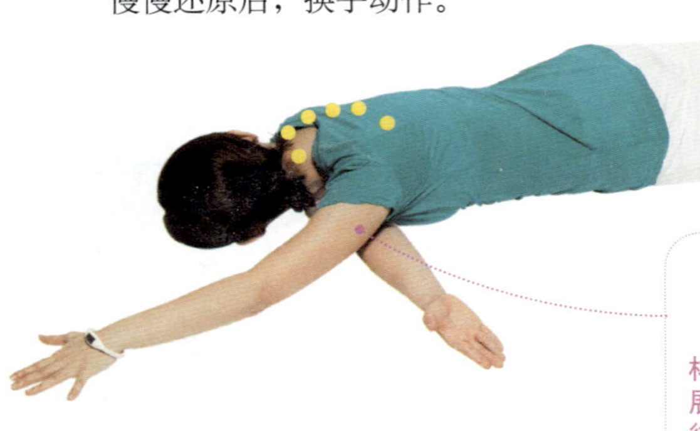

Point

尽量让两边的肩膀一样高，想要有多一点的伸展，可以让下面那只手再往下方移动，这样手臂、肩膀就会伸展多一点了。

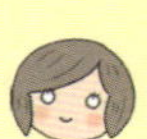

手后背上下互扣

运用反转手臂来活络肩关节

有感觉的部位

① 肩膀前侧及周围肌肉。
② 手臂内外侧。

[双手于后背互扣]

坐姿，右手由下反转放左后背上，左手从上方往下找右手，双手手指互扣，维持平顺自然的呼吸，停留3～5分钟，缓慢还原后，换手动作。

停留时间
3~5
分钟

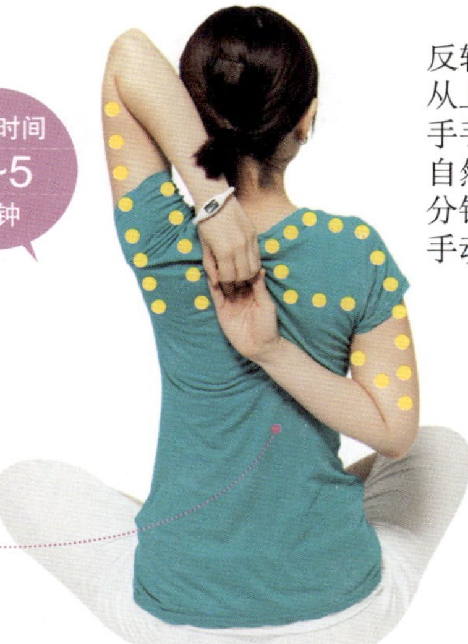

Point

延伸脊椎，不要驼背和挺腰，身体坐不直的人，臀部下方可以垫砖块或抱枕。

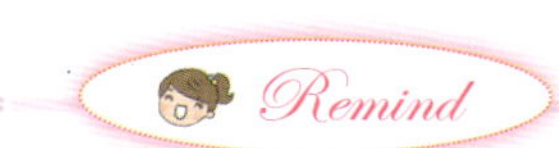

可以抓小毛巾来辅助喔！

如果双手扣不到的人，可以抓小毛巾来辅助，提升动作的完成度。

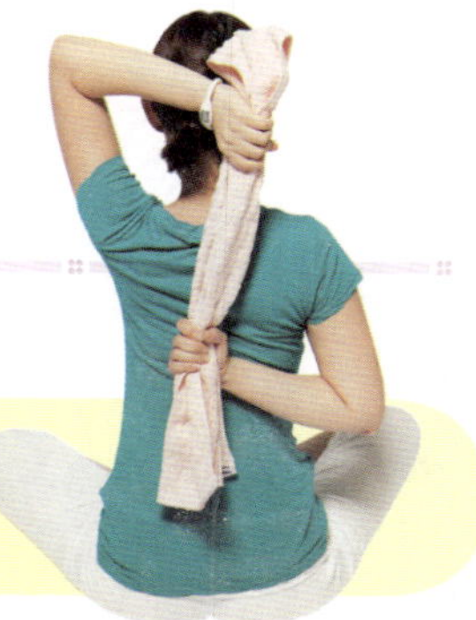

stretch YOGA

扭转拉筋运动

解除症状

- 失眠
- 忧郁症

压力过大、紧张、身心无法放松而导致失眠。无法入睡、睡得太少、睡眠质量不好等都是失眠者会出现的现象，一般人会认为失眠原因是心理或精神上的问题，也就是一般常说的“脑神经衰弱”，其实大部分失眠的原因不完全是脑神经衰弱的问题，也常常会是肩颈肌肉太紧绷造成的。

扭转筋的终点在颈部后方连接到耳朵的位置，当扭转筋太紧绷时，会连带的让肩颈和头部后侧的肌肉变得僵硬，紧张僵硬的肌肉，会影响到颈神经丛的传导，而产生失眠的问题。

当身体不舒服、情绪不稳定时，会产生焦虑的心情，焦虑会让自律神经失调，时间久了情绪变得低落、生活也变得无趣，自然地就会产生忧郁的情绪。拉筋瑜伽运用深层的呼吸，能有效平衡自律神经和脑波的运作，当你的心情平静、开朗了，忧郁的情形也可以得到改善。

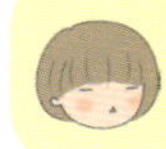

躺姿扭转

有助于放松紧张的肩颈肌肉

有感觉的部位

① 肩膀、手臂前侧。
② 腰背处。
③ 臀外侧。

[右腿屈膝往左倒]

躺姿，双手将右腿抱起，左手放在右膝外侧，协助把右腿往左倒，右手往外打开，手心朝上，头转看右方，维持平顺自然的呼吸，停留3～5分钟后，换身体的另一边做动作。

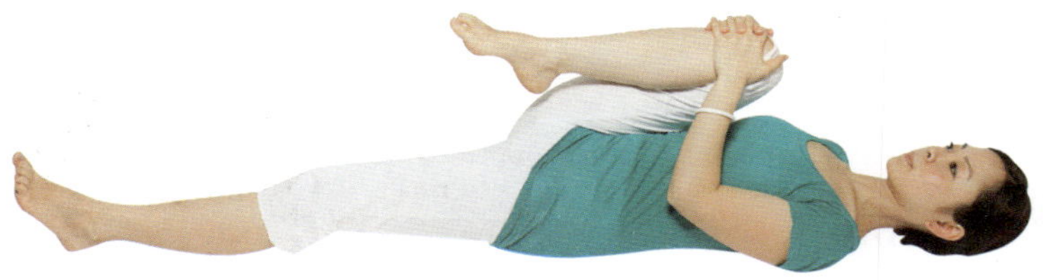

Point

尽量让肩膀着地，如果不行，肩膀下面可以垫枕头，提升动作的舒适度。

停留时间
3~5
分钟

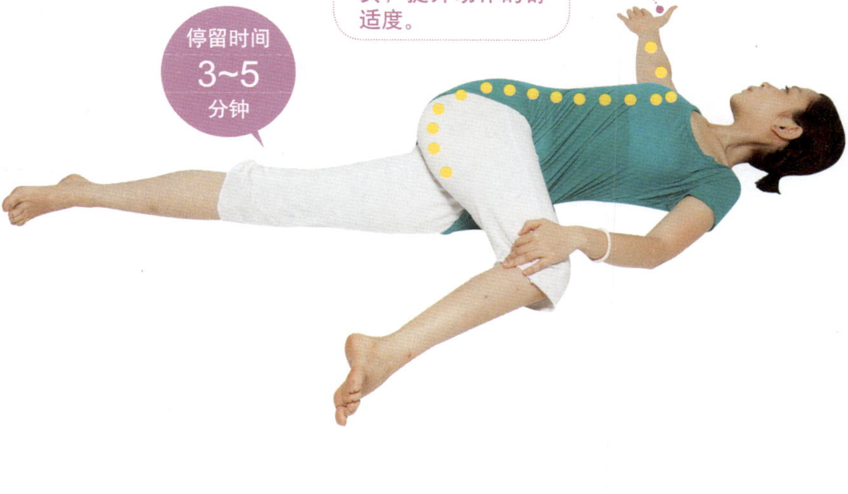

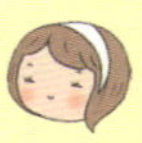

仙人掌

舒展
髋关节及臀部肌肉

有感觉的部位

① 颈部。
② 鼠蹊处。

[趴姿左腿弯曲90度]

趴姿，双手打开与肩同高，手心朝下，头转看右方，左腿弯曲至90度，维持平顺自然的呼吸，停留3～5分钟后，慢慢地回复，换边动作。

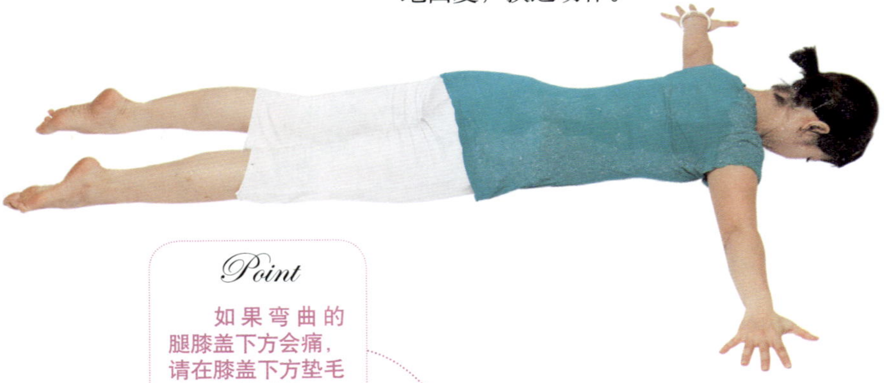

Point

如果弯曲的腿膝盖下方会痛，请在膝盖下方垫毛巾，保护膝盖。

停留时间
3~5
分钟

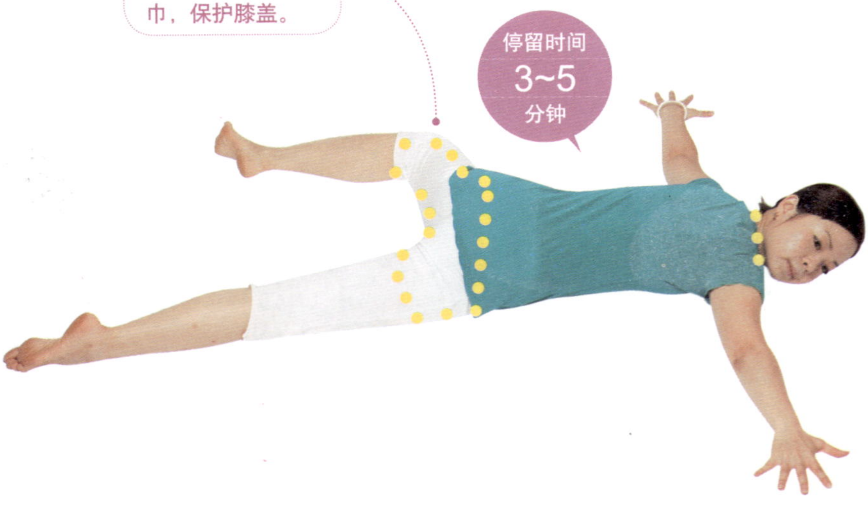

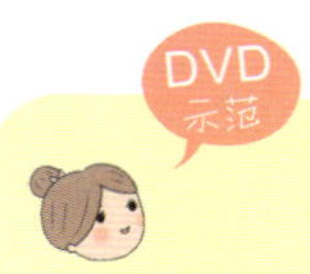

小滚球

平衡脊椎两侧的
交感神经

有感觉的部位

① 下背。
② 腰处。

[双手抱腿滚动]

躺姿，双手抱腿靠近身体，前后滚滚、左右滚滚，滚动时肌肉放松，感觉背部获得按摩，前后滚动约20次，左右也滚动约20次。

停留时间
前后、左右
各滚动20次

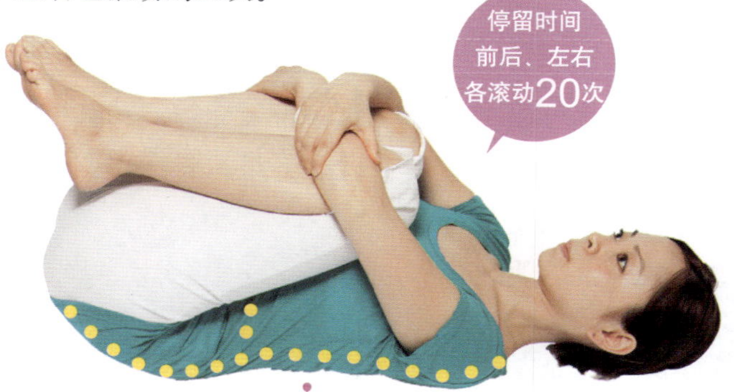

Point

背部受伤如果是急性期，请勿做这个动作，如果是旧伤可以通过此动作来放松整个背部紧张僵硬的肌肉。

● 不要在床上做这个动作，床太软会失去支撑，效果不显著。

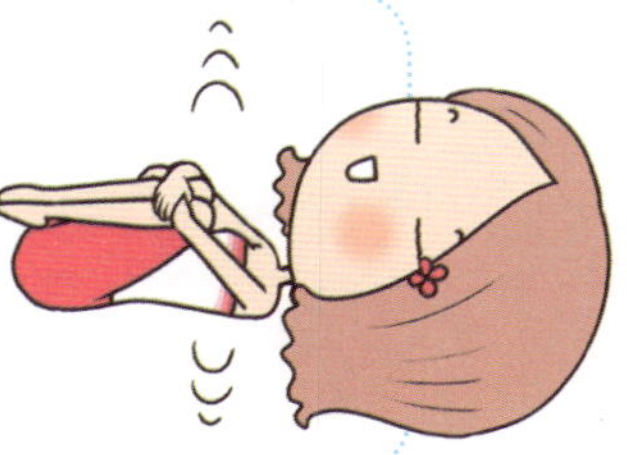

stretch
YOGA

侧面拉筋运动

解除症状

• 脊椎侧弯

脊椎侧弯可以分为先天性和后天性的“功能性脊骨侧弯”，主要的原因包括姿势不良、运动不足、骨盆歪斜和长短脚等，脊椎侧弯弯曲的角度又可以分为C型和S型，除了外观不好看之外，更会造成长期的腰酸背痛。

不管是属于哪一种类型的脊椎侧弯，当脊椎骨开始呈现歪斜时，椎体前后左右严重受力不均，不但容易衍生退化性关节炎，如果弯曲的度数过大，胸骨架会变形，胸腔受到挤压，心肺功能也会受影响，对腹腔的压力也不断地增加，内脏器官位置逐渐移位变形，因此脊椎侧弯是一个不容忽视的问题。

常常做能拉到侧面筋的动作，能解决因脊椎侧弯而造成侧边肌肉不协调的问题，调整脊椎两侧的肌肉平衡，进而达到矫正的效果。

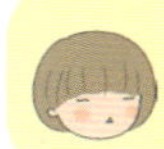

右手左脚

放松脊椎侧弯凸起的肌肉

有感觉的部位

身体背部，主要在训练身体两侧协调性，调整不平衡的肌肉。

[跪姿，右手左脚延伸]

跪姿，吸气，右手左脚延伸，吐气，右手往前伸直，左脚往后踏地尽量伸直，停留5个呼吸，吐气慢慢回复后，换边。

Point

不要抬头，只要感觉颈部往前延伸，目光自然朝前，腹部微微地往内收。

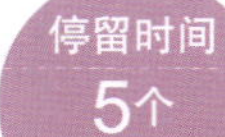

停留时间
5个
呼吸

金鱼式

改善侧边肌肉
不协调的问题

有感觉的部位

① 腰侧部位。
② 侧面筋。

[躺姿，手脚往右延伸]

躺姿，吸气，手脚延伸拉长，双手握毛巾，手脚往右边延伸，臀部轻轻往左边移，身体像一条弧线，注意力在呼吸上，停留3～5分钟后，换方向延伸。

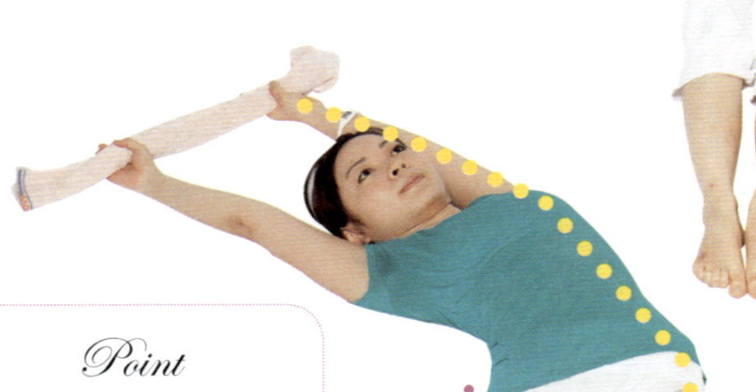

Point

臀部不要翘起，两边的骨盆要平稳地贴在地板上，留意肩膀放松，不要耸肩。

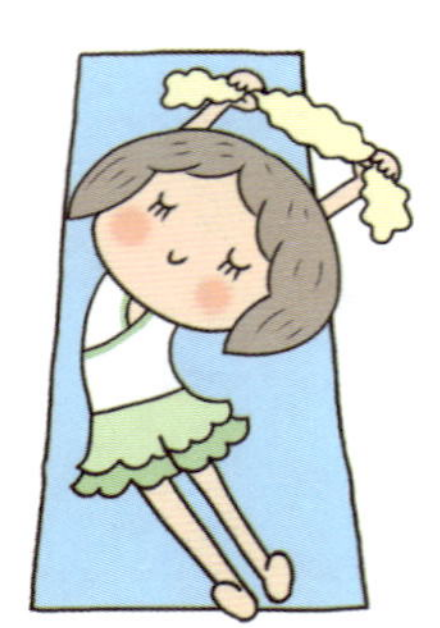

停留时间
3~5
分钟

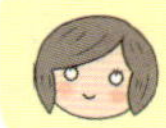

游泳式

训练身体协调性
达到矫正

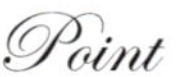

颈部延伸往前，如果感觉脖子很酸，可以不抬起头，延伸手和脚即可。

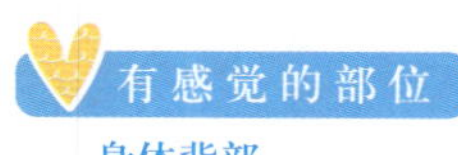

身体背部。

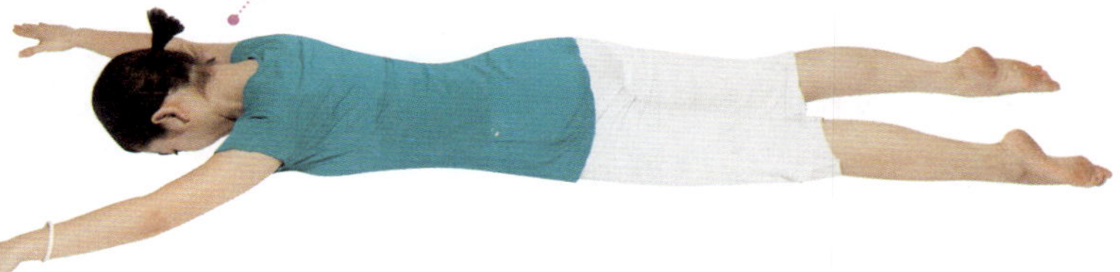

[趴姿，手脚延伸]

趴姿，吸气，右手左脚原地延伸，吐气，右手左脚往上移动，停留5个呼吸，吐气慢慢回复后，换另一边延伸。

停留时间
5个
呼吸

Point

腹部微微地往内收，正确的感觉腰部是不会酸痛的，若感觉腰酸，就要重新调整动作，趴姿的时候，如果耻骨处或骨盆前侧压到地板感觉疼痛时，可以垫毛巾。

s t r e t c h
Y O G A

背部拉筋运动

解除症状

• 小腿抽筋
• 脚底痛、脚跟痛

小腿抽筋在医学上称为“腓肠肌痉挛”。其发生原因有很多，缺钙、贫血、下肢静脉曲张等都可能引起，当双腿循环不良，血液中没有足够的氧气来供给肌肉，要代谢的老旧废质无法及时被带走，会刺激肌肉的收缩，就容易产生小腿抽筋的情形。

脚跟脚底的疼痛，常常是因为腿后侧紧绷所引起的。脚跟的疼痛，在医学上称为“跟腱炎”，通常发生在脚跟后方，有时甚至会延伸到小腿，尤其当踮脚时，痛的感觉会更为明显；脚底的疼痛，医学上会称之“足底筋膜炎”，足底的筋膜，也是背筋起始的位置，它像一面扇子一样，从脚跟延伸到五根脚指头，功能是提供张力和扭力，吸收来自地面的震荡力以及帮助足弓的稳定，如果使用过度，如不良的久站或过度运动，就会容易造成足底筋膜发炎。

这样的情形如果一直不去理会的话，慢慢会蔓延到腰背的疼痛，想要预防及改善，就从伸展背筋开始。

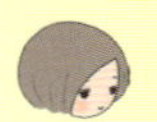

躺姿前弯

帮助小腿后侧
肌肉放松

有感觉的部位

① 小腿后侧。
② 大腿后侧。

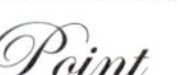

脚跟稍微施力往上提，让脚掌往下回勾，感觉脚麻了就放下来休息，等脚不麻之后再继续动作。

停留时间
3~5
分钟

● 你也可以用毛巾辅助，增加拉筋的深度，还能消除萝卜腿和运动过后的腿部酸痛喔！

[双腿靠墙，脚掌往回勾]

躺姿，将双腿靠在墙壁上，臀部贴住墙壁，双腿与身体呈直角姿势，将脚掌往下回勾，动作停留3～5分钟。

Remind

这样也可以拉到筋！

双手抱腿往身体处拉近，膝盖不要弯曲，停留3～5分钟，同样也可以伸展到背筋、大腿及小腿后侧。

膝盖曾经受伤，或是拉筋时膝盖后方有点紧绷疼痛，无法伸直时，可以在膝盖后方垫毛巾，减少阻力，保护韧带。

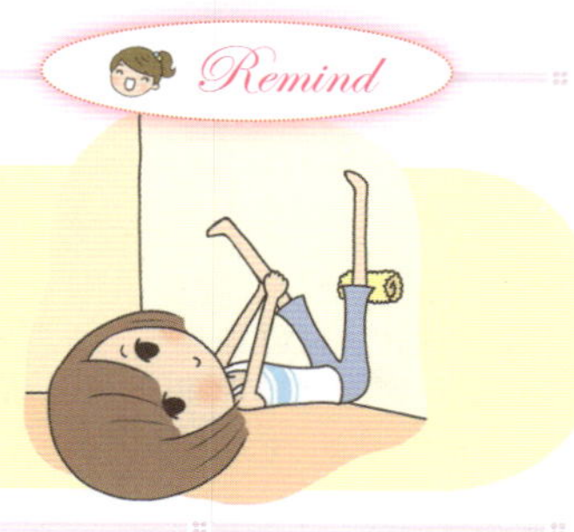

单脚回勾

让腿部血液轻松回流至心脏

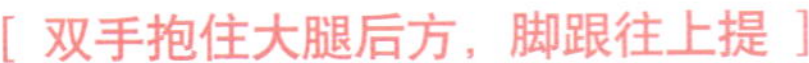

[双手抱住大腿后方，脚跟往上提]

躺姿，右腿伸直在地上，左腿往天空拉长，双手抱在左大腿后方，脚跟往上提，脚掌回勾，停留3～5分钟之后换边，左右各三次。

有感觉的部位

① 背部。
② 大、小腿的后侧筋。

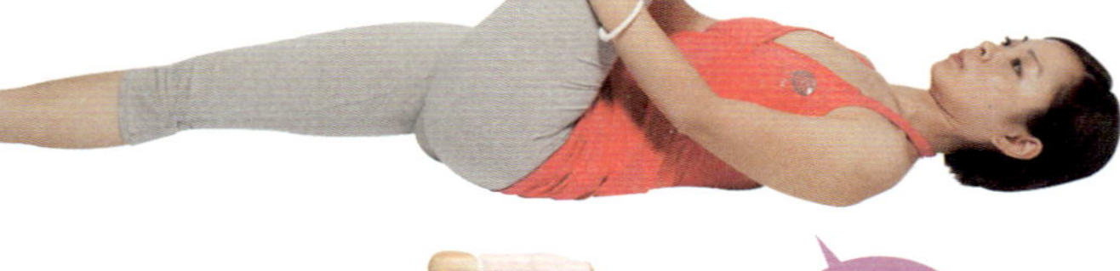

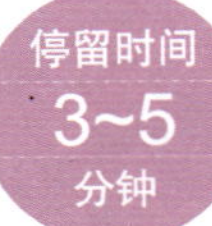

停留时间 3~5 分钟

● 柔软度较低的人，也可以用毛巾勾住脚尖来辅助拉筋。

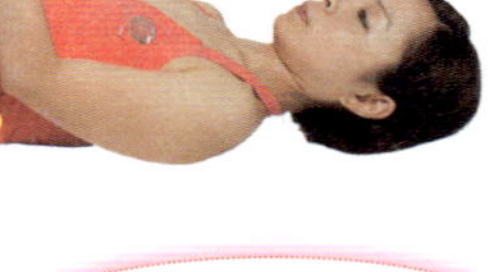

Remind

膝盖稍微弯曲也OK！

双腿无法完全伸直者，两腿的膝盖都可以稍微弯曲，但是不要弯曲太多而让膝盖碰到身体，重点要感觉大腿后侧的筋得到伸展，促进腿部血液循环，放松紧绷的肌肉。

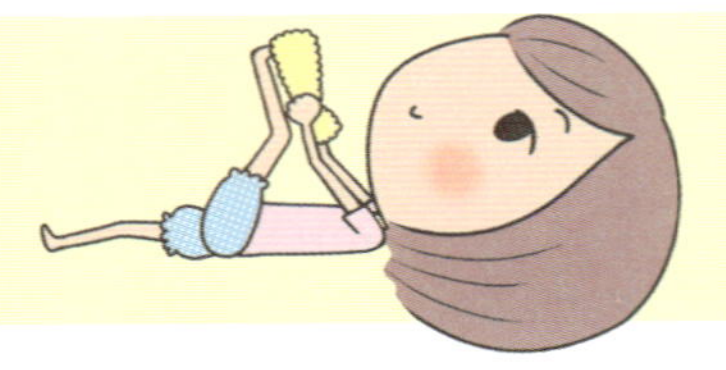

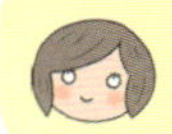

开脚前弯

加深腿后侧
及内侧的伸展

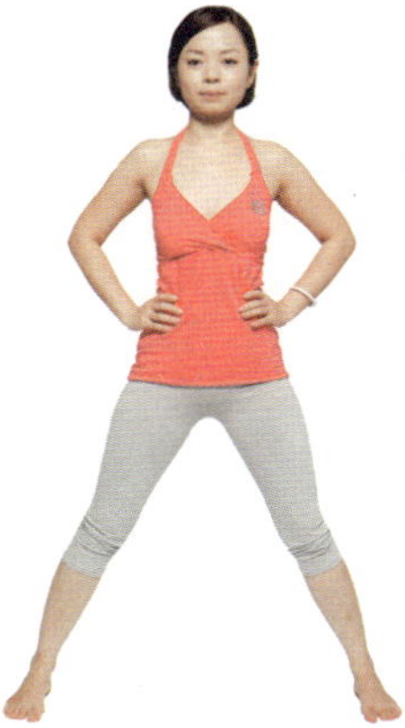

1 [双脚打开]

站姿，双脚打开为肩膀的两倍宽，脚指头朝向正前方，双手叉腰。

有感觉的部位

① 小腿后侧。
② 大腿后侧。
③ 大腿内侧。

2 [上身前弯]

吸气，上身慢慢往前延伸，感觉脊椎被拉长，吐气，上身往前下弯，把双手放在双脚中间，维持平顺缓慢的呼吸，停留10个呼吸后回复。

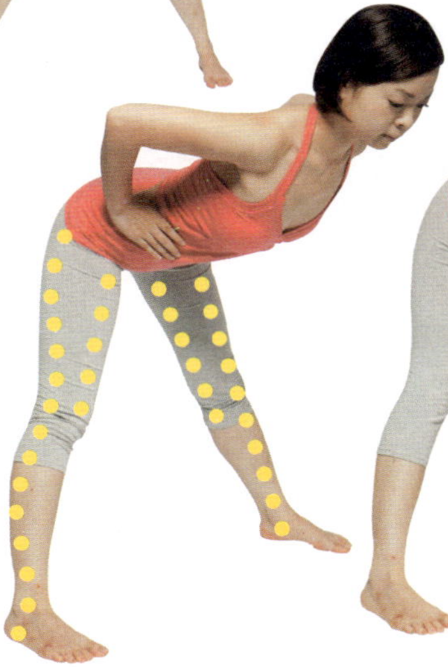

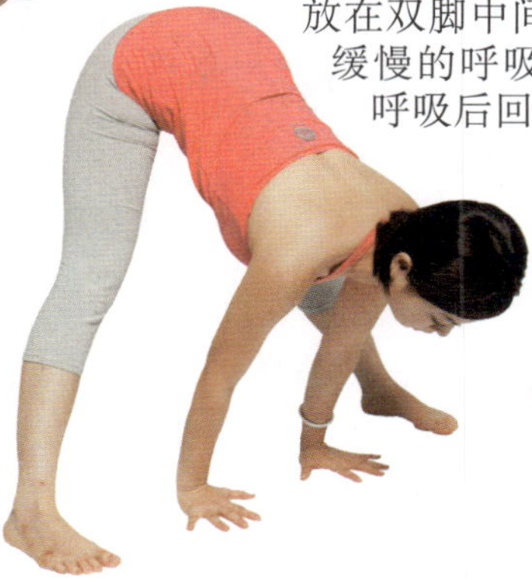

停留时间
10个
呼吸

Remind

活用小道具，拉筋更轻松！

如果双手摸不到地板或是柔软度较低的人，不要勉强下弯，可以扶住瑜伽砖、桌子或小凳子来提升动作的完成度，感受到拉开背筋及腿后侧肌肉，改善容易腿麻的现象。

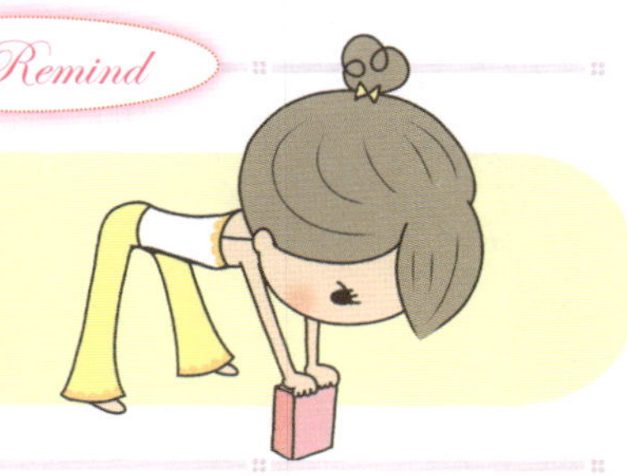

s t r e t c h
Y O G A

侧面拉筋运动

解除症状

- 身体歪斜
- 高低肩

身体两侧的肌肉，因为不正确的姿势，例如爱站三七步，站姿的时候重心习惯放在同一只脚，坐姿时爱跷二郎腿等，不但容易造成骨盆一高一低，更易产生身体歪斜的现象。总是爱侧躺在沙发上看电视、看书等，也是造成身体歪斜的罪魁祸首。

身体歪斜不但在外形上看起来不好看，时间久了还会造成骨盆不正、脊椎侧弯或长短脚等问题。身体的前后、左右和上下最好都要在中立的位置上，这样才可以让体态保持在最健康的状态。

平时多做以下的拉筋动作，能拉伸到身体的侧面筋，拉长大腿外侧、髋关节外侧及手臂内侧的肌肉，利用身体的延伸来平衡肌肉不平均的部位，避免身体歪斜的情况发生。

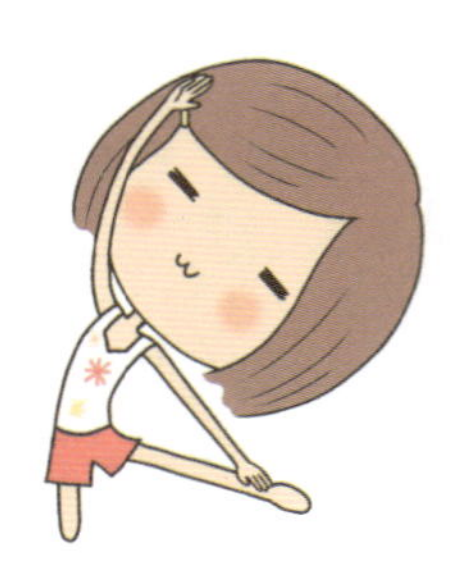

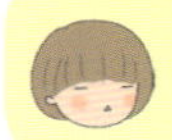

跪姿拉侧腰

平衡肌肉
不平均的部位

有感觉的部位

① 身体侧面的肌肉。
② 手臂内侧。

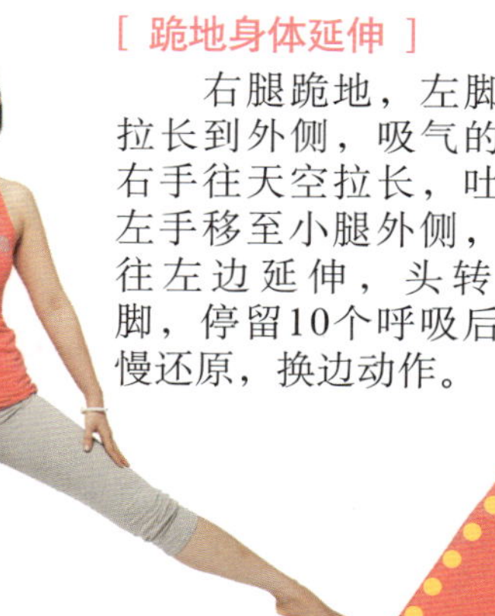

[跪地身体延伸]

右腿跪地，左脚延伸拉长到外侧，吸气的同时右手往天空拉长，吐气，左手移至小腿外侧，身体往左边延伸，头转看左脚，停留10个呼吸后，缓慢还原，换边动作。

停留时间 10个 呼吸

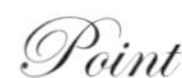

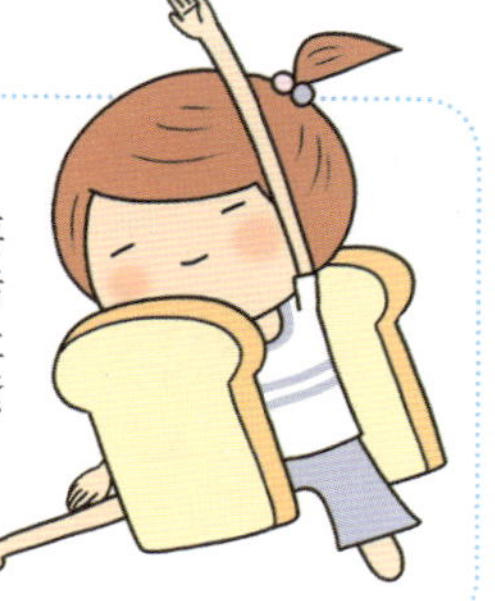

● 身体要平稳，不要驼背，想象你的前后方好像有三明治的吐司皮一样，把你紧紧地包覆在中间。

Point

跪姿时膝盖下方可以垫毛巾，身体不要往前倾，维持骨盆中立的位置，肩膀要往下，远离耳朵，不要耸肩。

侧腰伸展

伸展整个身体的
侧面筋

有感觉的部位

① 身体的腰侧部位。
② 手臂内侧。

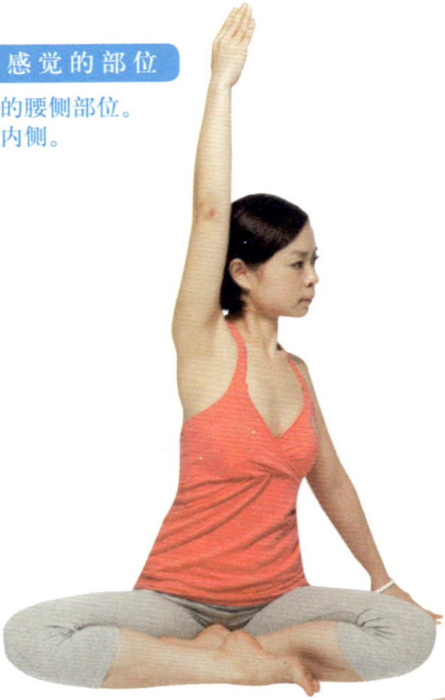

[身体往左前方延伸]

坐姿，吸气，右手拉高到天空，往左上方延伸，吐气，身体往左转，往左前方延伸，让胸口找膝盖，右手尽量往左前方拉长，停留10个呼吸后，缓慢还原，换边动作。

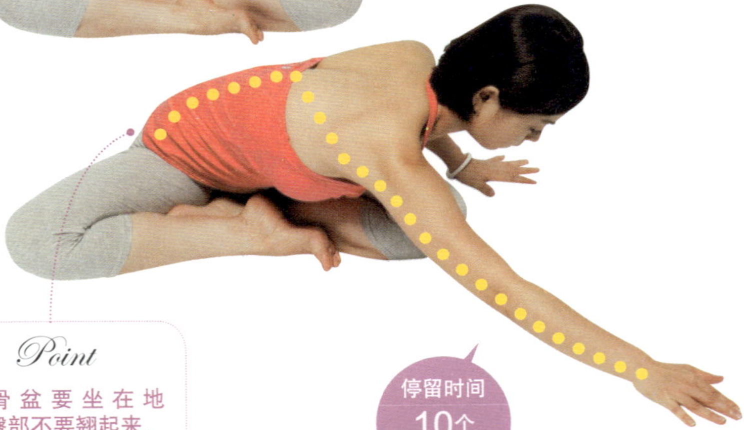

Point

骨盆要坐在地上，臀部不要翘起来，要做到深一点的伸展，可以在吸气的时候，延伸脊椎，吐气，让身体往外侧扭转多一点。

停留时间
10个
呼吸

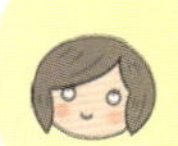

美人鱼

伸展深层的
腹横肌

有感觉的部位

身体的腰侧部位。

1 [侧躺]

向左边侧躺，身体成一条直线，左手伸直，头靠在左手臂，右手掌推地，吸气不动。

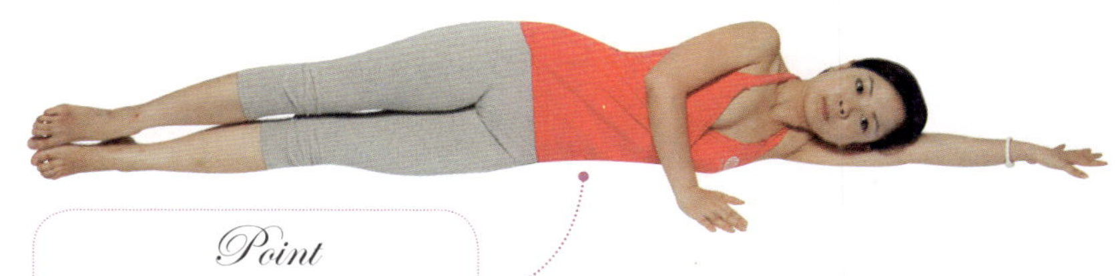

Point

一开始如果感觉靠在地板的骨头很痛，可以垫毛巾。

停留时间
10个
呼吸

2 [左手推地将身体撑高]

吐气，左手推地将身体撑高，左手伸直，骨盆放正，平稳停留10个呼吸后，缓慢还原，换边动作。

Point

肚子微微往内收，身体保持平稳，不要扭转、移动，随时注意骨盆的位置。

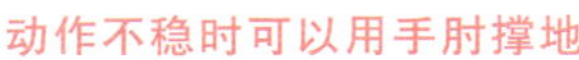

Remind

动作不稳时可以用手肘撑地

如果骨盆不正的人，动作时身体很容易不稳，无法停留，这时候用手肘撑在地板上就可以了。

让肩膀远离耳朵，感觉头上方好像吊了一条线，让脊椎拉长，视线看正前方，脚往后方延伸。

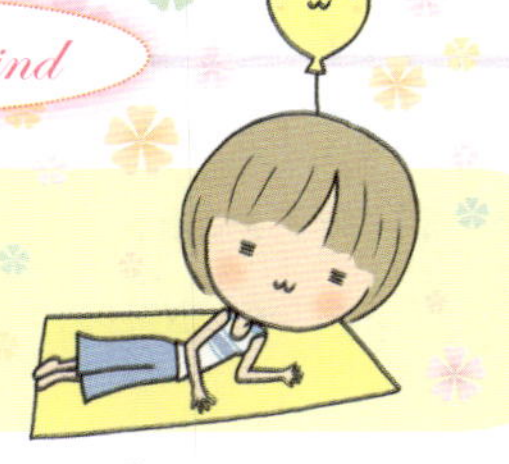

s t r e t c h
Y O G A

背部拉筋运动

解除症状

• 坐骨神经痛、臀部痛
• 容易腿麻

坐姿时，两边臀部接触椅面的骨头，叫做“坐骨”，经过的神经，从腰椎延伸到足部，叫做“坐骨神经”。上班族久坐或久站，过度使用臀大肌，慢慢地会发现臀部肌肉很痛，坐不到一个小时，就会感觉臀部酸痛无比，腰、臀的肌肉太紧绷，严重时会压迫到坐骨神经传导，还会伴随着麻痛感的情形产生，这都是臀部肌肉被过度使用及僵硬所引起的。

坐骨神经痛的疼痛范围从臀部到大腿后侧、小腿下端，一直延伸到脚板，压迫程度加重则会出现脚部麻木或肌肉萎缩的症状，行走一段距离后便需要蹲下或坐下来休息，严重时不能正常弯腰，打喷嚏、咳嗽后则会加重症状，影响日常生活起居。

平时除了坐姿、站姿要端正，久坐两小时后就起身走走，伸展一下，还可以多做伸展臀大肌及腰部的拉筋动作，能有效改善臀部酸痛、腿麻，预防坐骨神经痛的症状发生。

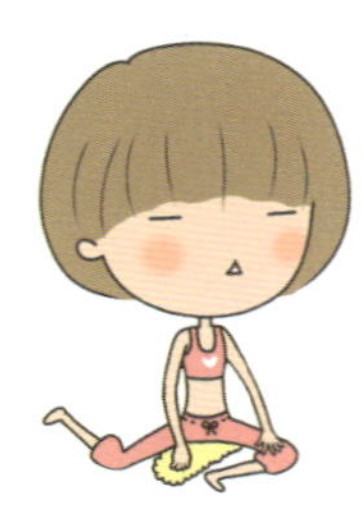

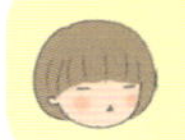

躺姿跷脚

帮助伸展
臀大肌

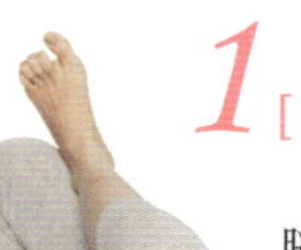

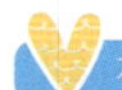

有感觉的部位

① 臀部外侧。
② 髋关节周围的地方。

1 [左脚跷到右腿膝盖上]

躺姿，将左脚跷脚放在右腿膝盖上，身体放松，平贴于地面。

2 [抱腿往身体处靠近]

左手从双脚中间的洞洞穿进去，右手和左手一起抱住膝盖，往内靠近身体，停留3～5分钟，维持平顺自然的呼吸，缓慢还原后换边动作。

停留时间
3~5
分钟

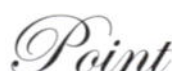

背部不要拱起，不要耸肩，身体要平贴于地面，抱腿时就能完全拉到背筋，能舒缓臀部压力，减少疼痛。

Remind

抱不到腿时可以使用小道具

如果你的手没有办法抱到腿时，可以在脚下面踩瑜伽砖来增加高度，也可以运用毛巾把腿拉住，带靠近身体，这个姿势可以伸展到整个臀部的肌肉，如果感觉麻了不要勉强继续，暂时先放下双脚，放松活动一下。

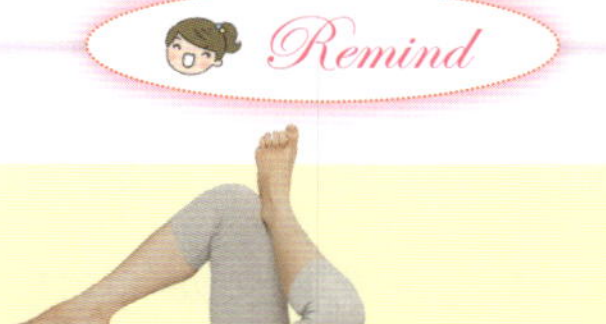

鸽子

加深对梨状肌
及大腿的伸展

有感觉的部位

① 臀部外侧。
② 髋关节周围的肌肉。

1 [左腿跪姿，右腿弯曲将脚底贴于左膝]

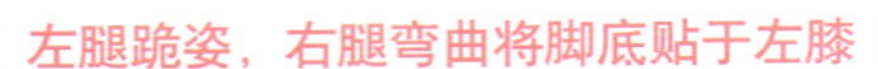

左腿呈跪姿，膝盖放到髋关节的外方，右腿弯曲将脚底贴于左膝上。

2 [右腿弯曲放到正前方]

左脚往后方伸直拉长，放到髋骨的正后方，来维持骨盆的中立，吸气，感觉脊椎拉长，吐气，身体往前趴下来，停留3～5分钟。

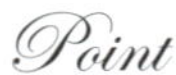

Point

让前脚靠近耻骨，臀部不要坐在腿的上面，身体尽量向前弯，切记不要驼背，慢慢地如果觉得舒服了，试着将双手往前移动增加拉筋程度。

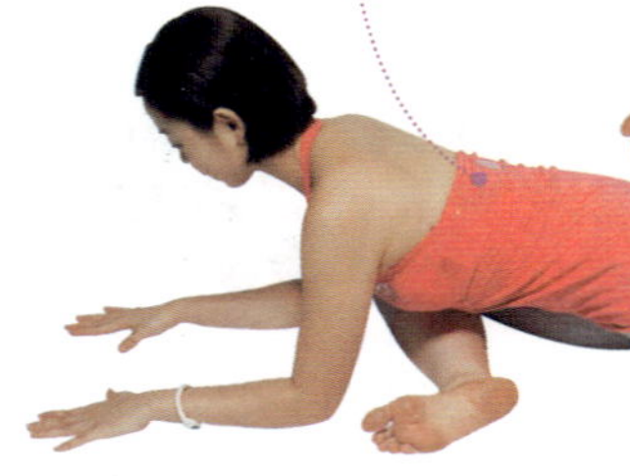

停留时间
3~5
分钟

Remind

感觉麻了记得随时动一动

臀部无法坐到地板时，可以在臀部下面垫毛巾或是小枕头，可以伸展到臀部及坐骨神经附近的肌肉，改善酸痛的情形。如果有麻的感觉，记得起来放松一下，千万不要勉强；如果膝盖疼痛，膝盖下可以夹毛巾，也可解开拉筋姿势动一动。

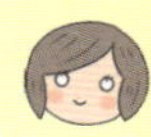

牛面跷脚扭转

放松骨盆后侧
腰背的位置

有感觉的部位

臀部外侧，髋关节周围、内侧及骨盆后侧。手臂肩膀前侧如果想要做深一点的伸展，可慢慢将大腿靠近身体，伸展会多一些。

1 [双腿交叉叠放，双手抱腿]

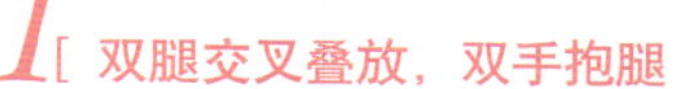

躺姿，右腿跷到左腿上，右脚背勾左小腿，双手把腿抱靠近身体，停留30秒～1分钟。

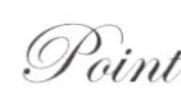

Point

记得拉筋方向与双脚倒地的方向相反，跷脚后右腿在上时，双脚就往左倒，动作时比较不容易混乱。

2 [双脚往左倒]

双脚一起往左倒，头往右摆，目光注视右前方，右手伸直，不要耸肩，维持柔和平顺的呼吸，停留3～5分钟，慢慢回复后换边动作。

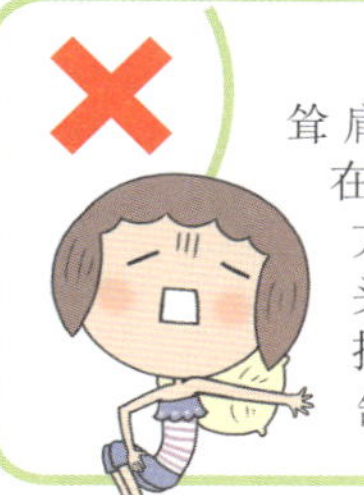

切记不要耸肩，可以在肩膀下方垫小枕头，增加拉筋时的舒适度。

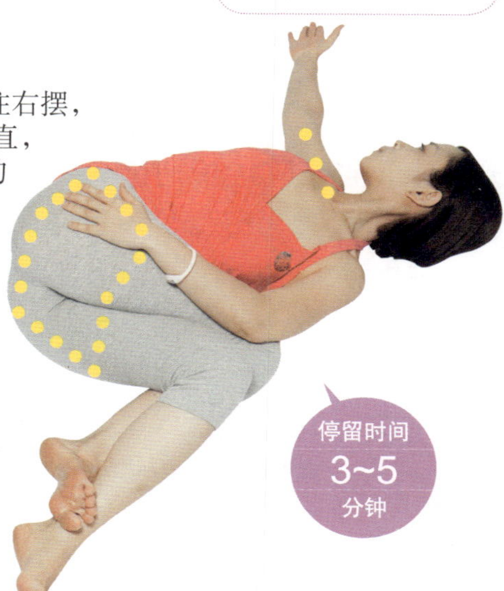

停留时间 3~5 分钟

stretch YOGA

背部拉筋运动

解除症状

- 静脉曲张
- 下肢循环不良

很多时候，你是不是觉得双腿疲劳乏力、沉重如大石呢？深夜入睡时，小腿肚是不是常常有抽筋的情况发生呢？从站姿来观察你的小腿肚或大腿的血管，看看是不是有蓝色的血管浮出，而且凹凸不平呢？小心！你可能有下肢静脉曲张的情形了。

得了静脉曲张的腿会显得比较粗肿，还会有萝卜腿、两腿粗细不一的情形，伴随着小腿酸麻抽筋、钝痛、腿部沉重，有时会觉得皮肤瘙痒，严重时甚至会有肌肉麻刺、痉挛、举步困难的情形，甚至连行动都会有问题。

造成静脉曲张的主要原因是血管的变化，动脉的血流是通过心脏的收缩来运行，但是要回到心脏的腿部静脉血液是靠肌肉收缩完成的。久站的工作会增加腿部静脉的负担，你可以经常做以下的拉筋动作，通过放松臀部和髋关节周围的肌肉，来提高下肢的血液循环，减轻并预防静脉曲张的状况产生。

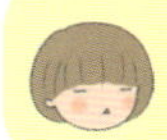

抱大腿

增加肌肉收缩的作用力

有感觉的部位

① 臀部延伸出来的地方。
② 大小腿偏外侧的位置。

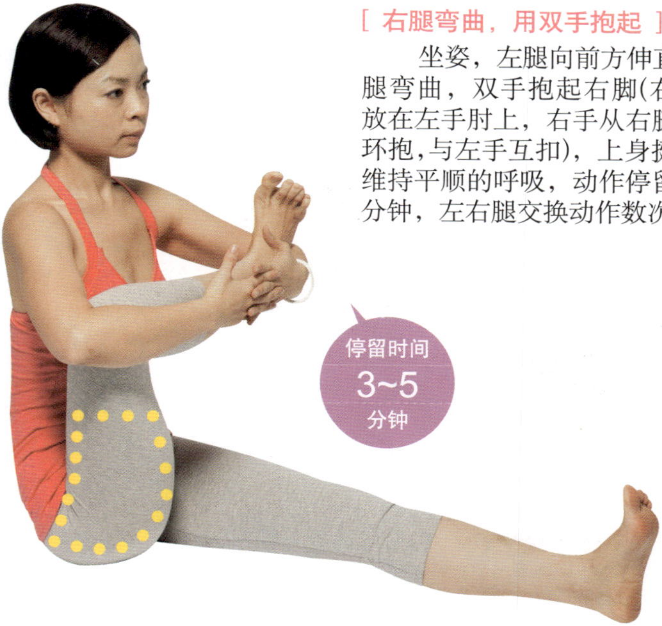

[右腿弯曲，用双手抱起]

坐姿，左腿向前方伸直，右腿弯曲，双手抱起右脚(右脚掌放在左手肘上，右手从右腿外侧环抱,与左手互扣)，上身挺直，维持平顺的呼吸，动作停留3～5分钟，左右腿交换动作数次。

停留时间
3~5
分钟

Remind

注意背要挺直，不要驼背，如果觉得腰很酸，背无法打直，可以靠着墙壁来做这一个动作。

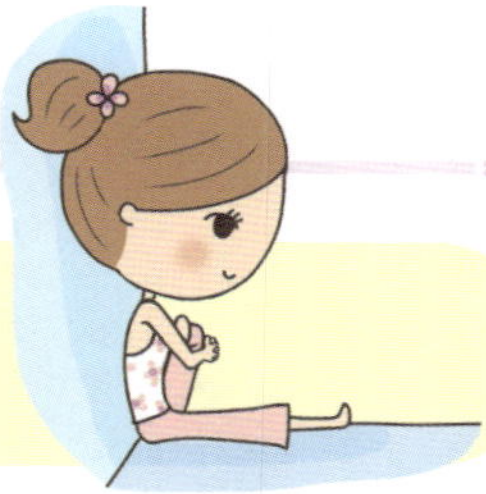

半英雄

促进下半身的
血液循环

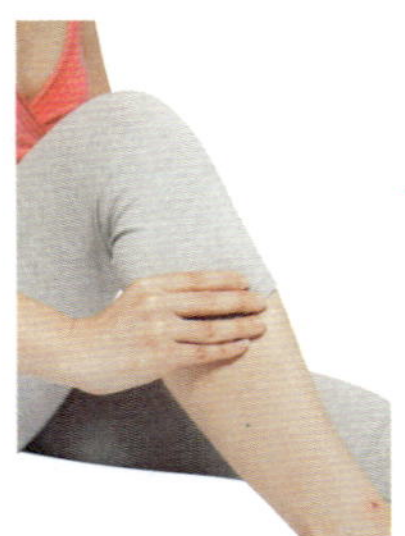

有感觉的部位

① 髋关节周围。
② 脚背处。
③ 大小腿后侧。

1 [轻拨小腿肌肉]

左腿往前伸直，右腿弯曲让小腿靠近大腿外侧，手轻轻把小腿肚往外掰。

2 [右脚往后与左脚呈90度]

右脚向后滑放在大腿后侧，和左脚呈90度姿势，使骨盆放正，吸气，延伸脊椎，双手放在两腿中间，吐气，身体往前弯，停留10个呼吸，缓慢还原后换边动作。

Point

切记不要拱背，如果背打不直，臀部无法坐到地板上，可以在臀部下面垫毛巾或是枕头。

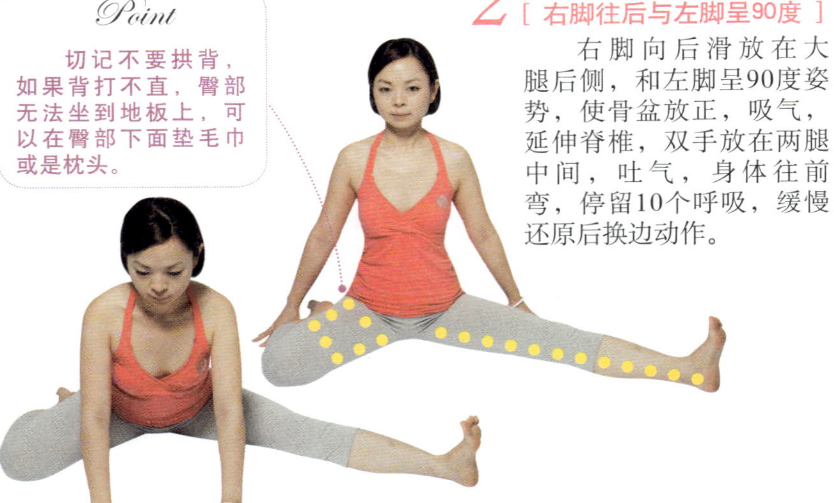

停留时间
10个
呼吸

小动作很重要！

将小腿肚往外拨再弯腿，可以减少对膝盖的压力，如果膝盖弯曲后觉得有压力会酸痛，可以在腿后侧夹小毛巾，增加膝盖中间的缝隙、保护膝盖，不容易受伤。

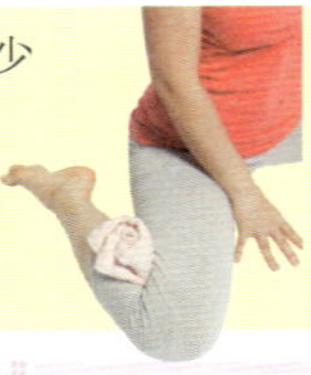

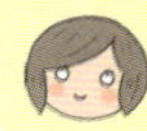

开腿扭转

直接伸展髋关节及骨盆底肌群

有感觉的部位

① 小腿后侧。
② 大腿内后侧。

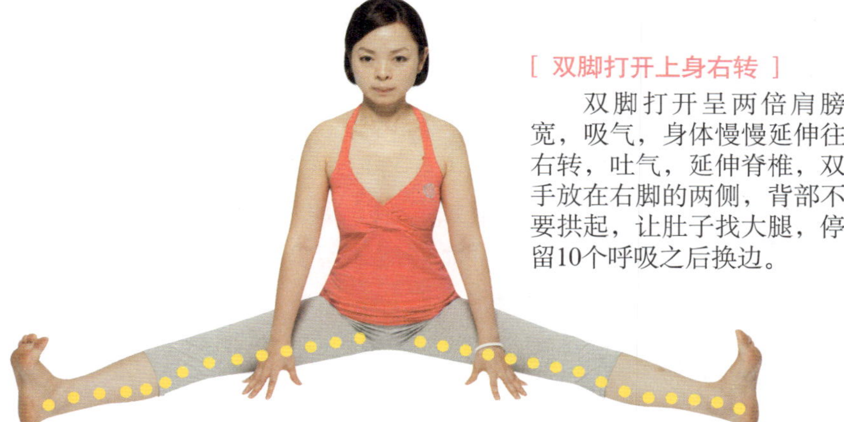

[双脚打开上身右转]

双脚打开呈两倍肩膀宽，吸气，身体慢慢延伸往右转，吐气，延伸脊椎，双手放在右脚的两侧，背部不要拱起，让肚子找大腿，停留10个呼吸之后换边。

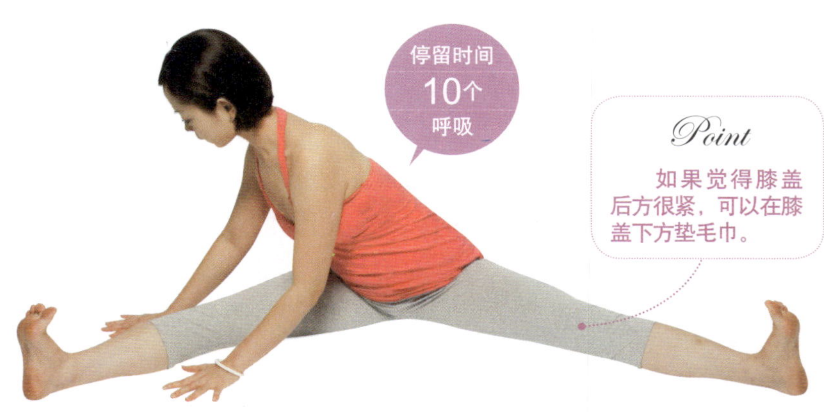

Point

如果觉得膝盖后方很紧，可以在膝盖下方垫毛巾。

手臂后侧拉筋运动

解除症状

- 手臂酸痛
- 肩膀僵硬

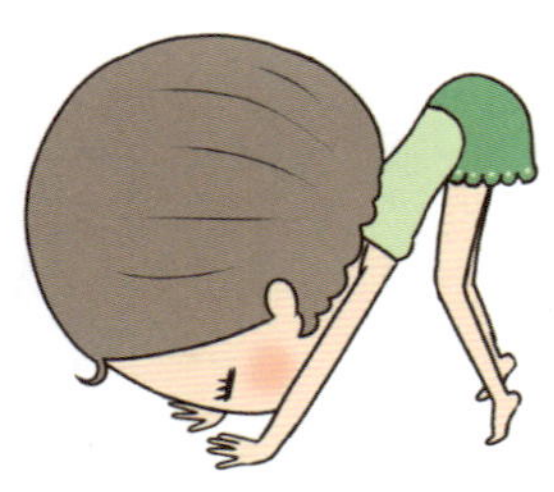

肩膀僵硬的原因多是因为“肌肉紧张”、“血液循环不良”、“乳酸等老旧废物代谢不良”等，而手臂后侧筋缩除了会造成肩膀僵硬，还会产生手臂酸痛不愈的情形，手臂酸痛以上手臂酸痛的现象居多。

手臂酸痛可分为三种程度。1.轻度：肌肉轻微收缩，会感觉到肩膀手臂硬硬的。2.中度：肌肉强烈收缩，开始会感觉到疼痛。3.重度：肌肉收缩更加强烈，伴随着紧张性头痛。

容易产生手臂后侧筋缩的人，是因为不当地用力提起重物，或是长时间坐在电脑前，维持相同的姿势等原因。平常对手臂后侧筋多做伸展，能改善手臂酸痛的情形，放松肩关节及整个背部。

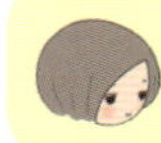

手摸后脑勺

摆托扰人的酸痛
掰掰袖线条

有感觉的部位

① 手臂内侧。
② 肩膀周围。

[抓手肘，头往后推手臂]

坐姿，右手摸左肩膀，左手抓右手肘，头轻轻地往后推住手臂，停留3～5分钟后，慢慢回复，双手交换。

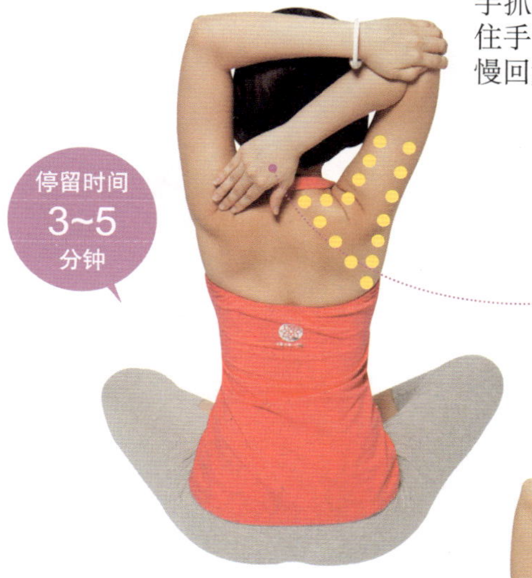

停留时间
3~5
分钟

Point

伸展的那只手肘与天空垂直，不要过度往内拉，否则，容易造成肩胛骨外推。

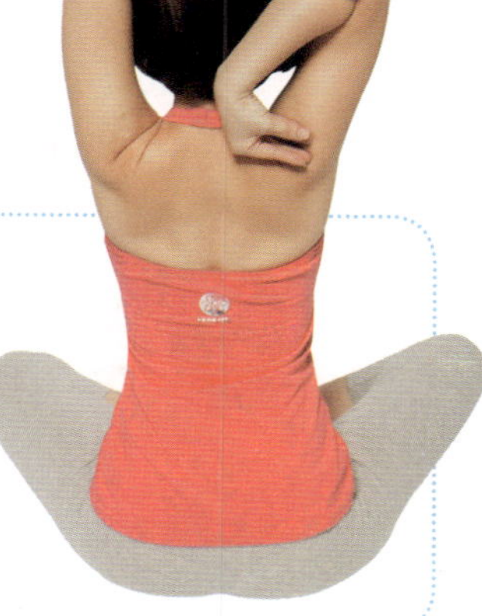

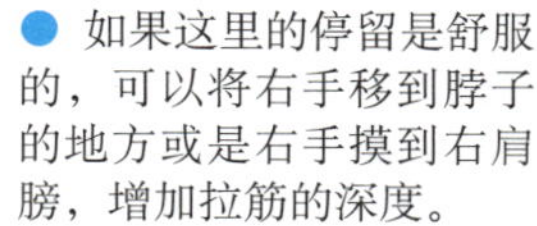

● 如果这里的停留是舒服的，可以将右手移到脖子的地方或是右手摸到右肩膀，增加拉筋的深度。

弯脚向下犬

僵硬的背部也可以得到释放

有感觉的部位

① 手臂内侧。
② 肩膀周围。
③ 延伸到身体侧边及背部。

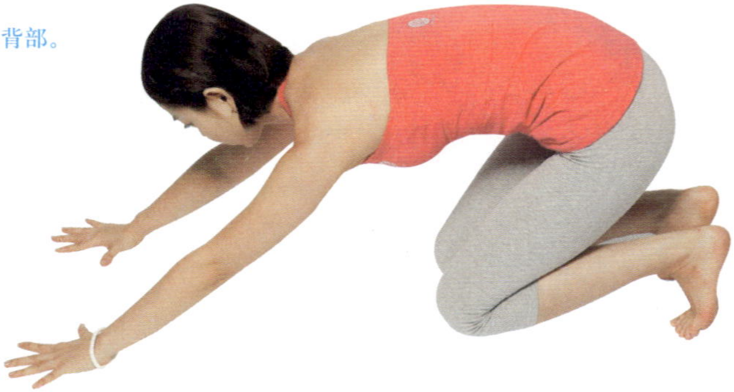

Point

手肘不要锁死，如果觉得手腕和肩膀压力大，可以把膝盖弯曲一点，将整个身体往后推。

[跪姿，臀部往天空移动]

四足跪姿，吸气，身体往后推，吐气，延伸脊椎，臀部往天空的方向延伸拉长，头顶往正前方延伸，让颈椎中立，膝盖弯曲，大腿找肚子，脚跟到脚指头正上方，维持平顺自然的呼吸，停留10个呼吸后回复。

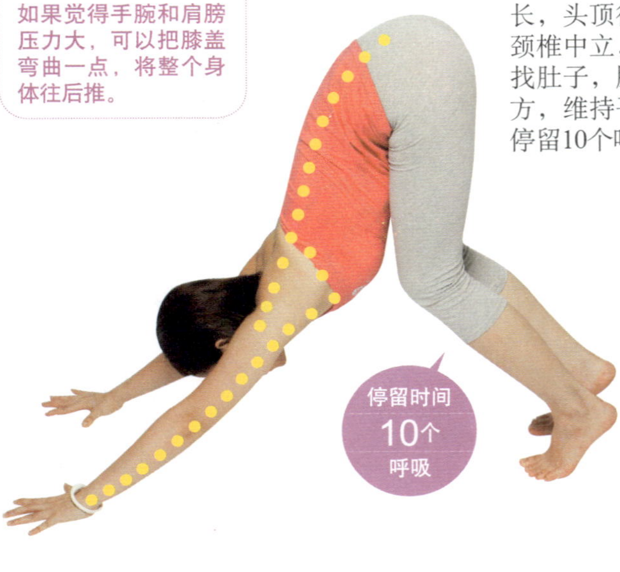

停留时间
10个
呼吸

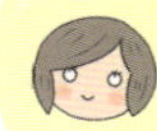

背后祈祷

放松腕关节的紧绷状况

有感觉的部位

① 胸口前侧。
② 手臂前侧。
③ 后侧肩胛骨周围。

停留时间 3~5分钟

[双手在背后合掌]

坐姿，双手在背后合掌，可以慢慢地将手往肩胛骨的地方移动增加拉筋的深度，吸气，从胸口前方打开肩膀，吐气，延伸脊椎，视线看正前方，停留3~5分钟。

Point

不要驼背，无法坐直的人，在臀部下方垫砖块或是垫毛巾。

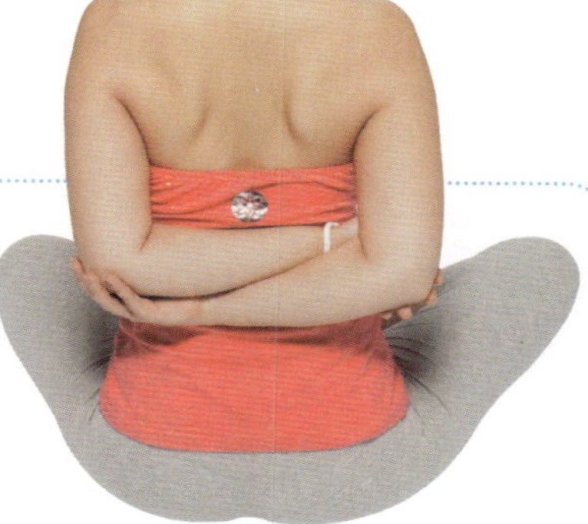

● 一开始如果觉得肩膀很紧，双手无法合掌时，可改为双手互抓手肘。

s t r e t c h
Y O G A

扭转筋运动

解除症状

• 腰酸
• 久站腰痛

一般在医院，如果不是椎间盘突出或是腰椎异常时的腰痛，医学上常常会以肌肉、筋膜性的腰痛来命名。其实不分年纪、不分男女，只要是久站或是久坐的人，都容易有腰酸的问题。

虽然压力、缺乏运动、肥胖等都是引起腰部酸痛的原因，但我们常常会用“下背痛”来称呼这一类型的腰痛。当长时间维持相同的姿势，平常也很少做伸展运动时，会造成身体扭转筋的疲劳，使肌肉异常收缩而引发疼痛，适时地伸展扭转筋，可以舒缓酸痛，通过伸展肋骨下缘和腰背紧张的肌肉，可以预防腰酸、腰痛的情形发生。

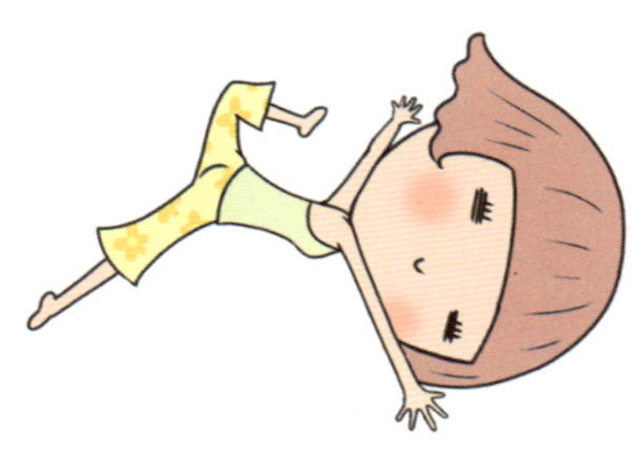

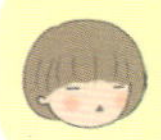

半英雄扭转

伸展肋骨下缘
和腰背紧张的肌肉

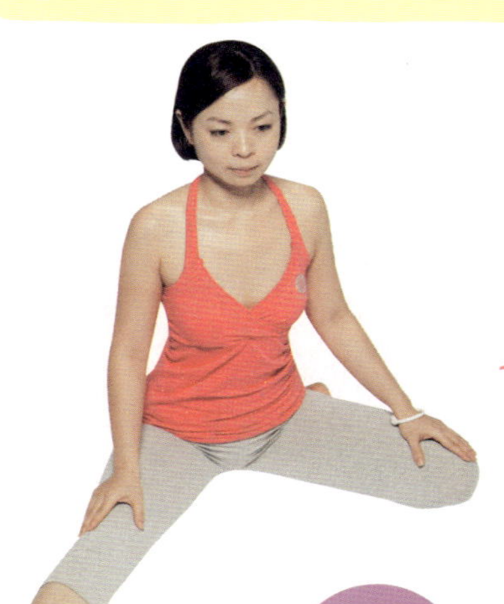

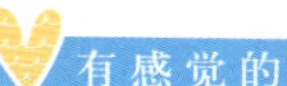

① 髋关节周围。
② 脚背处。
③ 侧边身体和大小腿后侧。

1 [左脚往后与右脚呈90度]

左脚向后滑放在大腿后侧，和右脚呈90度姿势使骨盆放正。

停留时间
10个
呼吸

2 [身体往右边扭转]

吸气，延伸脊椎，双手放在右脚的两边，吐气，身体往右边扭转，吸气，再一次延伸脊椎，吐气停留，至少停留10个呼吸后，缓慢还原，换边动作。

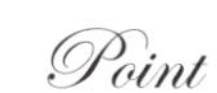

如果臀部无法坐在地板上，可在臀部下方垫毛巾，增加舒适度。

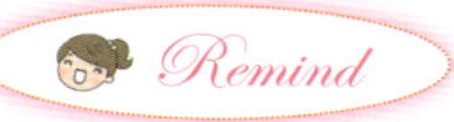

记得不要驼背喔！

如果身体太紧绷无法往前弯，可以微微地转动身体就好，身体停留在原地拉长延伸，不要驼着背勉强将身体往下压。

DVD示范

跳跃玛莉欧

深层伸展腹部到后背腰部的位置

有感觉的部位

会沿着上方身体侧边到髋关节、大腿前侧，之后会是下面的肩膀、胸口延伸到侧腰的位置。

[趴姿，右脚往后上方拉长]

趴姿，双手打开与肩同高，手心往下，右边的肩膀往后转开，右脚弯曲往后上方拉长，以髋关节为起始点，将右腿向后方拉长，右手往前方延伸，保持平顺的呼吸，停留3~5分钟，慢慢回复后换边。

停留时间
3~5
分钟

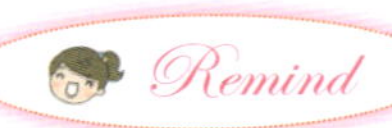

肩膀痛记得垫毛巾或小枕头

肩关节要贴地，放在下方那只手很容易卡到肩关节，如果你感觉到骨头压到地板，请把身体放松到前方，轻轻地把下面的肩膀往上卷、往后拉，或是在耳朵下面垫砖块或枕头。

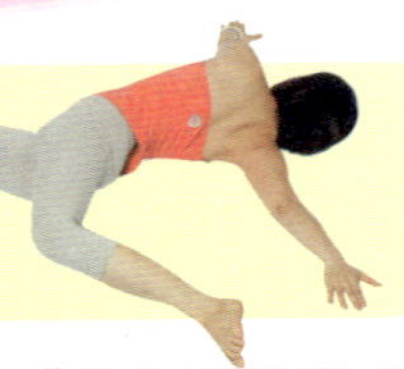

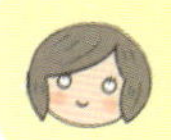

鸽子扭转

拉长后方的
臀大肌

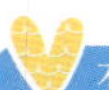

有感觉的部位

① 臀部后方。
② 两边侧腰处。

1 [右腿弯曲，左腿伸直]

右腿弯曲，膝盖放到髋关节的外方，左脚往后方伸直拉长，放到髋骨的正后方，来维持骨盆的中立。

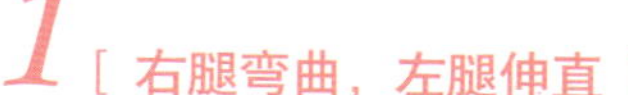

Point

如果臀部无法坐在地板上，可在臀部下方垫毛巾。

停留时间
3~5
分钟

2 [身体往右后方移动]

吸气，脊椎拉长，吐气，身体往右后方移动，手可以移到右腿的外侧，停留3～5分钟，缓慢还原后换边。

Remind

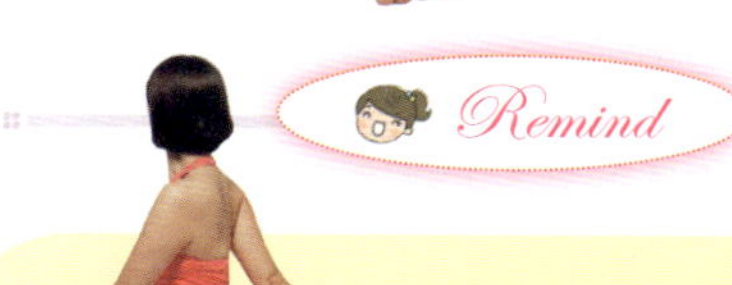

右手抓大腿能有更深度的伸展

想要有深一点的伸展，让右手去抓后方的左大腿，不要折腰，上身自然挺直，骨盆往下卷，从耻骨的地方往前方拉长。

s t r e t c h
Y O G A

腹部拉筋运动

解除症状

- 下肢水肿、膝盖痛
- 髋关节内外侧紧绷

髋关节是骨盆连接下半身的地方，也是身体中心骨盆的位置，是承受体重的重要关节，和骨盆有密切的关系，因此髋关节和骨盆间的活动度就显得特别重要。

常常因为坐太久、姿势不良或是爱站三七步等原因，会让髋关节内外侧的肌肉变得僵硬，形成步态的内八或外八。髋关节前侧也是下肢淋巴结的主要位置，所以当髋关节太紧的时候，会让体内淋巴液的流动不顺畅而受到阻塞，老废的物质无法代谢，容易造成下肢水肿，进而引发膝盖疼痛无力，不能进行下蹲的动作。常常练习以下的拉筋动作，可以帮助伸展髋关节周围及大腿内侧，按摩鼠蹊的淋巴结，促进下肢的血腋循环。

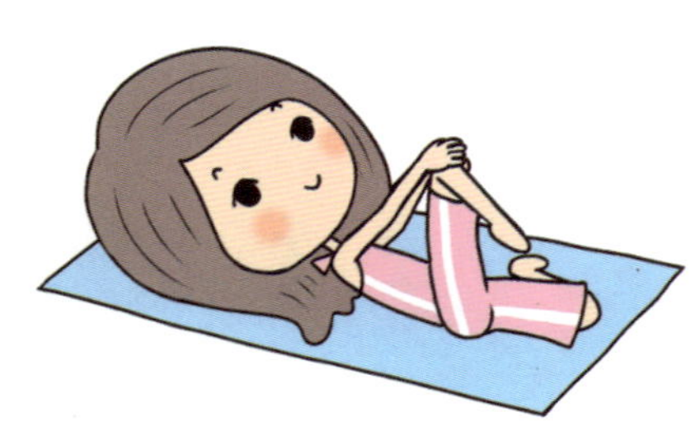

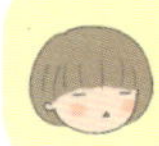

躺姿开脚

让下肢的血液
顺畅回流

有感觉的部位

① 大腿后侧、内侧。
② 小腿后侧。

Point

膝盖后方如果觉得疼痛，可以在膝盖后方垫毛巾。

停留时间
3~5
分钟

[双脚靠墙打开]

躺姿，臀部靠墙，双脚打开，双腿伸直不要弯曲，以自己能接受的程度为主，双手往上伸直，维持平顺自然的呼吸，停留3～5分钟。

DVD示范

英雄坐姿

帮鼠蹊淋巴结
深层按摩

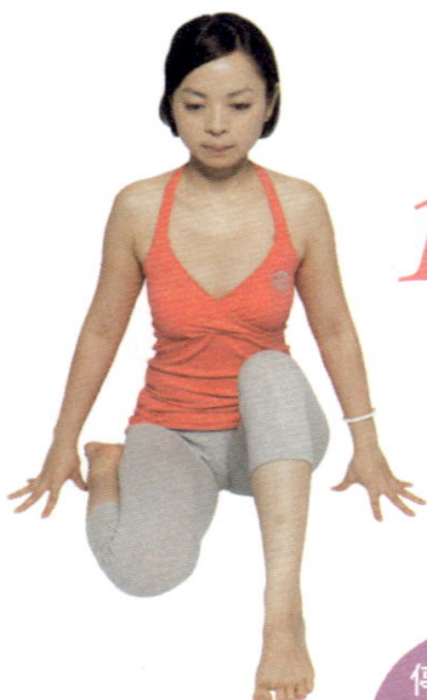

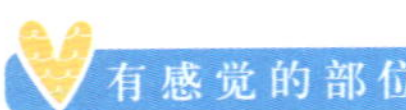

① 髋关节前侧。
② 腹部和大腿前侧。

1 [将右腿往后折放于大腿外侧]

双腿弯曲，右小腿靠近大腿外侧，轻轻把小腿肚往外掰，将右腿往后折放于大腿外侧，骨盆放正。

停留时间
10个
呼吸

2 [撑起身体往后躺]

双手放在骨盆后侧，吸气，身体撑起屁股，卷骨盆，吐气，身体慢慢往后躺，停留10个呼吸，缓慢还原后换边动作。

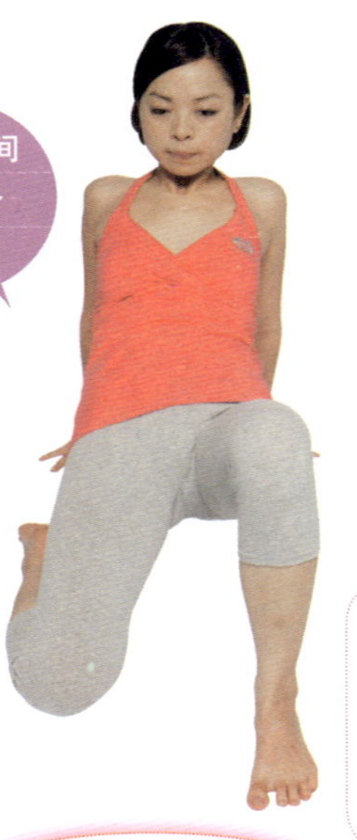

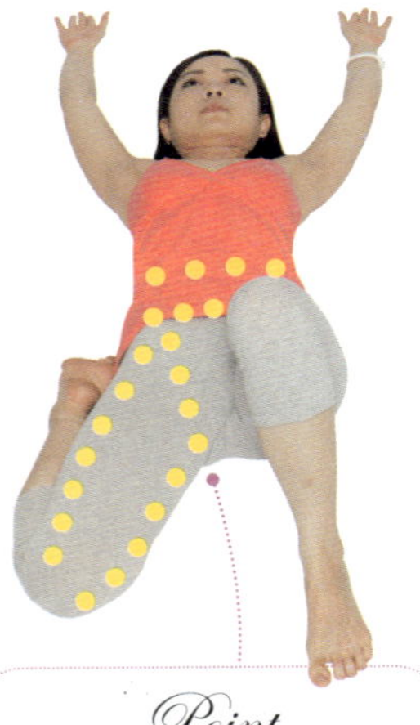

Point

脚无法靠近大腿的人，可以在臀部下面垫毛巾，姿势坐高后能提升动作的完成度。

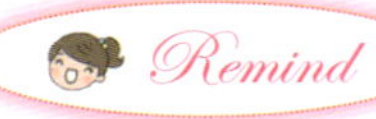

抱大腿可加强拉筋深度

膝盖有问题或是膝盖比较不好的人，可以卷一条毛巾夹在膝盖后侧，保护膝盖。

在停留的期间，如果感觉膝盖酸痛，请解开拉筋姿势，想要有多一点的伸展，可以将位于前方的腿抱靠于胸前，加强拉筋深度。

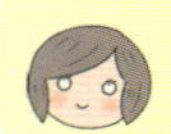

青蛙趴姿

放松髋关节内侧
和耻骨肌周围

有感觉的部位

① 耻骨周围。
② 大腿内侧。

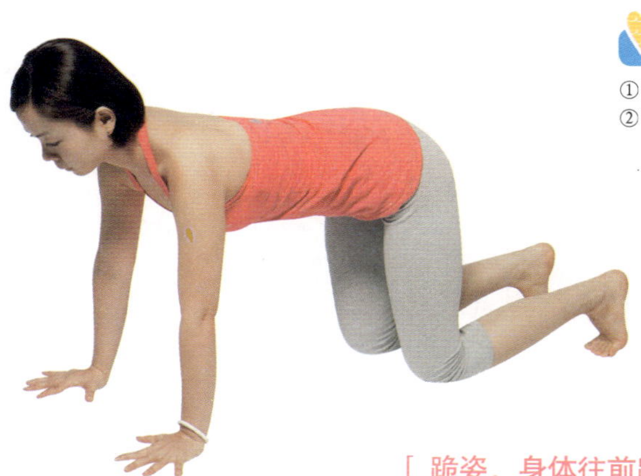

[跪姿，身体往前趴]

四足跪姿，双手手肘往前推，平放于地板，双腿膝盖弯曲，吸气，脊椎延伸，吐气，身体往前移动放松，手肘贴地，双脚打开找到最舒服的姿势，停留3～5分钟。

停留时间
3~5
分钟

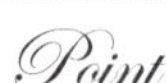

Point

如果膝盖会痛，把小腿收回来靠近身体，或是在膝盖下方垫毛巾，不要拉到有痛的感觉，那样反而会起到反效果，容易受伤。

stretch YOGA

扭转筋运动

解除症状

• 消化不良
• 便秘

扭转筋太僵硬的时候，很容易造成身体和骨盆的左右扭转，当骨盆位置不正确时，骨盆中的荐神经丛（**注**）容易受到压迫，这样一来使得身体代谢变慢，一旦身体代谢变慢，会直接影响消化系统的运作，消化不良、便秘的情况也就容易产生了。

这个时候放松骨盆的动作就变得很重要，你可以多多练习以下的拉筋动作，帮助腰椎周围紧绷的臀肌放松，深层地伸展扭转筋，帮腹部的大小肠做按摩，来帮助改善便秘、消化不良的问题。

（注）荐神经丛是周边神经系统，由脊髓所延伸出来的神经包括八对颈神经、十二对胸神经、五对腰神经和五对荐神经，其中，这五对荐神经被称之为荐神经丛。

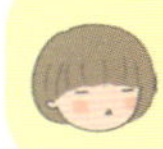

单腿扭转

帮腹部的大小肠做柔和按摩

有感觉的部位

① 臀部外侧、两边的侧腰际。
② 肩膀。

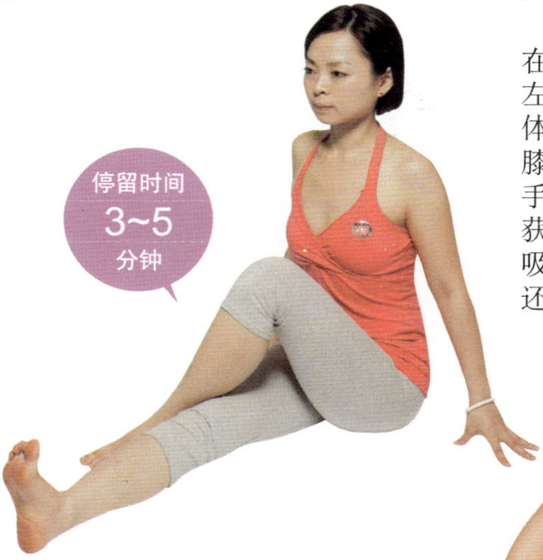

停留时间 3~5 分钟

[屈膝，身体扭转]

右腿伸直，左脚踩在右腿膝盖外侧，吸气，左手延伸拉长，吐气，身体往左转，肩膀转过左腿膝盖，右手抓住左腿，左手放在左后方，感觉脊椎获得延伸，维持平顺的呼吸，停留3～5分钟，缓慢还原后换边。

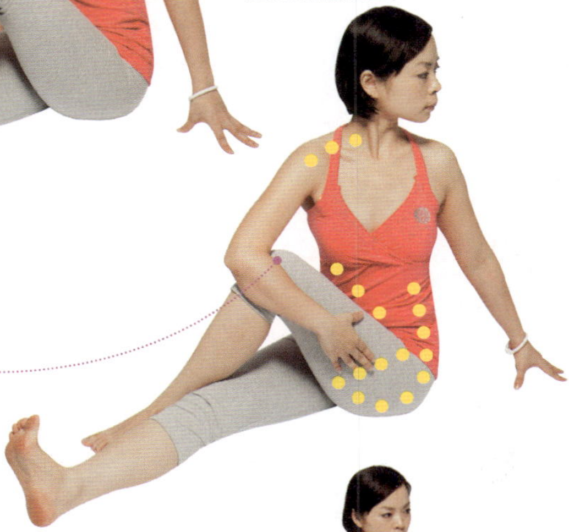

Point

如果臀部坐不到地板，下面可以垫毛巾或坐垫；伸直的那只腿，如果膝盖正后方会痛，可以卷毛巾垫在膝盖下方。

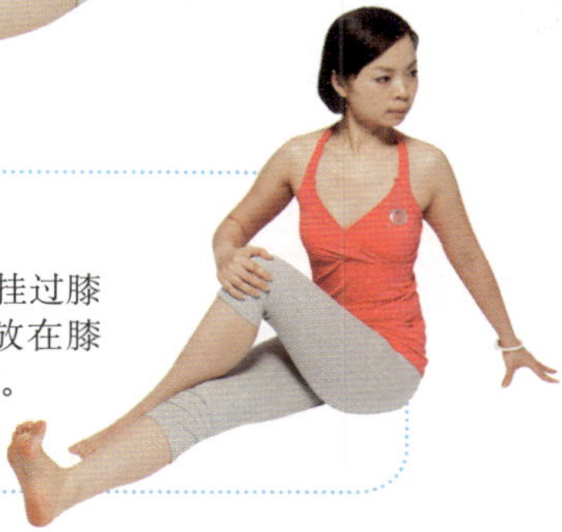

● 如果你的手无法挂过膝盖，手可以轻轻地放在膝盖上把腿带靠近身体。

跪姿扭转

从髂肌带动
腹部、腰背的扭转

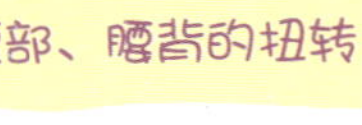

① 髋关节的前侧。
② 臀部后方和两边侧腰部位。

1［跪姿，左脚往前踩一大步］

四足跪姿，左脚往前踩一大步，位于两手中间。

膝盖在脚踝的正上方。

2［推膝盖带起上身］

双手推膝盖，带起上半身，吸气，右手往天空拉长，延伸脊椎，膝盖如果会痛，下面可以垫毛巾。

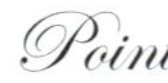

扭转时不要只是把头转过去，身体也要一起扭动，感觉侧边的身体拉长。

停留时间
10个
呼吸

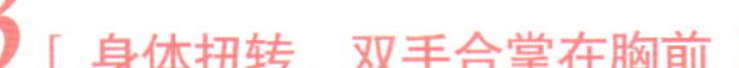

3［身体扭转，双手合掌在胸前］

吐气，从腹部的位置开始往左边扭转，右手肘卡在左腿膝盖的外侧，双手合掌在胸前，肩膀往下稳定，吸气，拉长身体，肚子离开大腿，吐气，停留10个呼吸，缓慢还原后换边。

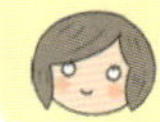

眼镜蛇扭转

增加左右扭转筋的拉筋深度

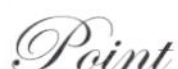

有感觉的部位

腹部和两侧的腰际。

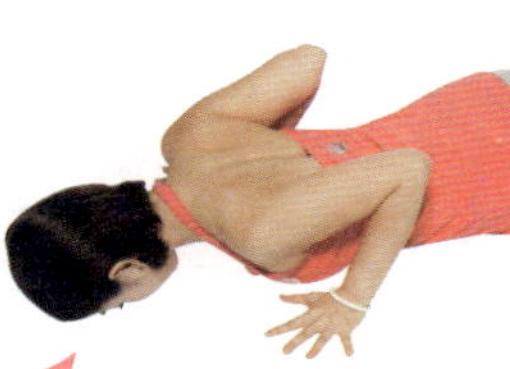

Point

不要折腰，身体起来时，肚子微微往内收，能保护腰椎，更可以拉长腹部前侧，让之后的扭转更深层。

1 [趴姿，上半身抬起]

趴姿，双手放在胸口两边，额头点地，吸气，肩胛骨往臀部方向滑，肚子轻轻往内收，并往上提起，带起上半身，上身抬起的高度在腰不会酸痛的范围。

停留时间 5个 呼吸

Point

手肘不要锁死，肩膀远离耳朵，手臂内侧可微微地靠着身体。

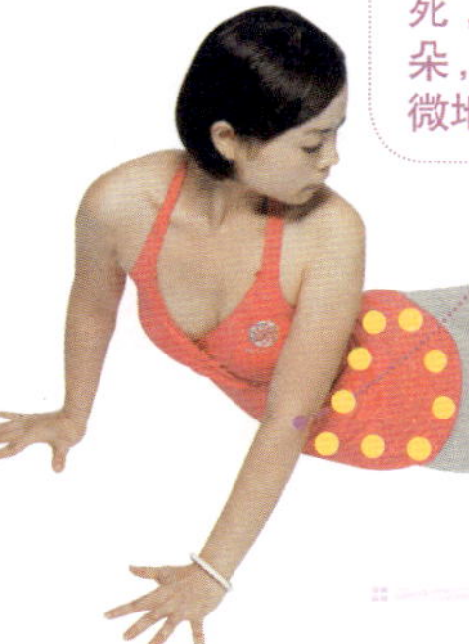

2 [上身往后扭转]

吐气，肩胛往下，吸气，身体从腹部拉起，往左后方扭转，停留5个呼吸，吸气，缓慢回正，吐气转向右后方。

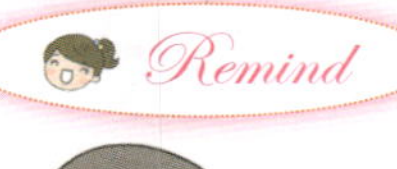

Remind

手肘贴地也能得到伸展

如果腰会酸，你也可以把手肘贴在地板上，重点是腹部肌肉要得到拉长伸展。

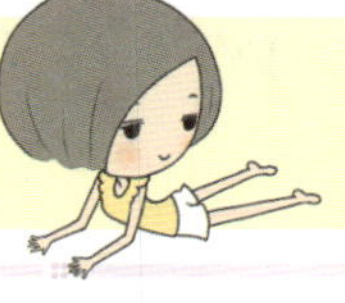

stretch
YOGA

腹部拉筋运动

解除症状

• 生理痛、经前症候群
• 经期不顺

髋关节对女性的生殖系统有直接的影响，长期的生理痛、经期不规律、念珠菌感染甚至子宫内膜异位等，都有可能是因为髋关节太紧或骨盆不正所造成的，要好好改善女性生殖系统的问题，千万不要忽略了髋关节周围的肌肉柔软度的重要性。

“经前症候群”是女性月经来潮时，因为身体的荷尔蒙失调，所出现各种不适的症状，如乳房胀痛、腰酸背痛、疲倦易懒、无精打采、紧张易怒、失眠、过度敏感、胀气、心悸等心理与生理的反应。

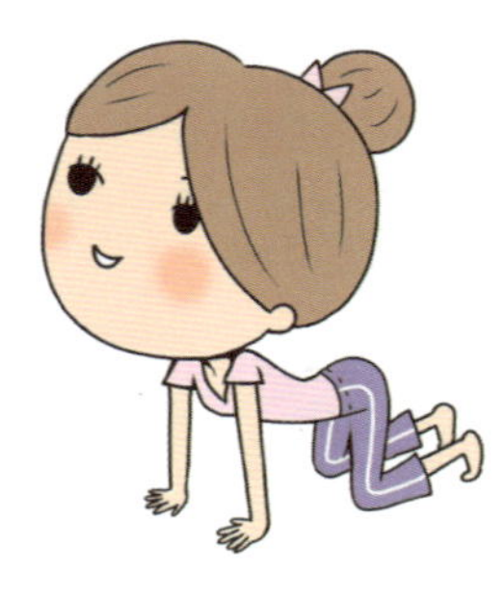

经常做伸展腹筋的拉筋动作，能带动骨盆及脊椎的律动，增加骨盆腔的血液循环和脊椎柔软度，也可以放松腰背，改善经前症候群所带来的不适症状，舒缓生理期疼痛，还能帮助整个骨盆腔和髋关节放松，对于子宫和输卵管能增加伸展，促进生殖系统的血液循环。

猫背伸展

带动骨盆伸展
和活动脊椎

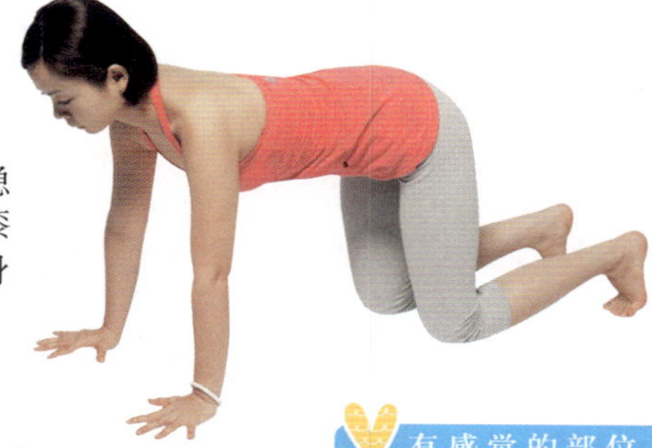

1 [手足撑地呈跪姿]

身体呈跪姿，手掌平稳张大放在肩膀的正下方，膝盖位于髋骨的正下方，让身体成为一个“Π”字形。

2 [吸气，往上看]

从脊椎中心点和骨盆开始拉长，吸气，肚子拉长，头尾延伸往上，眼睛往上看。

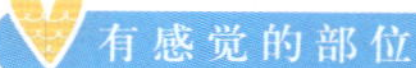

有感觉的部位

腹部、背部和肩膀周围，能增加骨盆及脊椎的柔软度，促进血液循环。

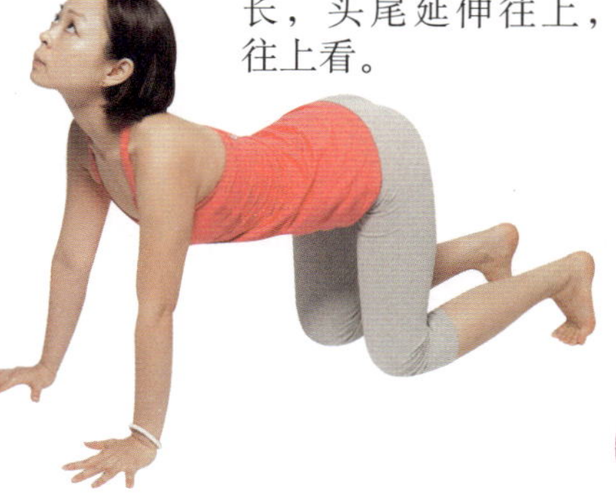

3 [吐气，上背拱起]

吐气，肚子往内缩，头部及臀部也往内缩，上背拱起，肩膀远离耳朵，动作重复8次。

动作重复
8次

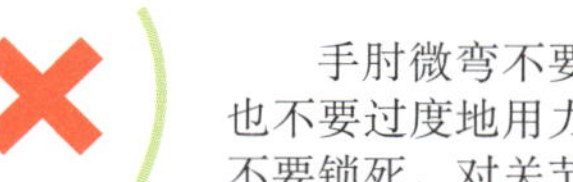

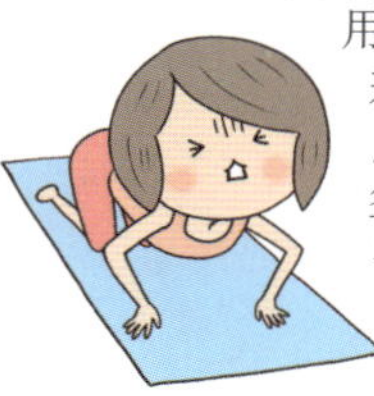

手肘微弯不要外开，也不要过度地用力伸直，不要锁死，对关节不好，用肩膀往下滑的力量来稳定身体，因为手肘弯曲时是脊椎和骨盆的活动，不是弯曲手肘带动的移动，所以尽量维持肩膀和手肘的稳定。

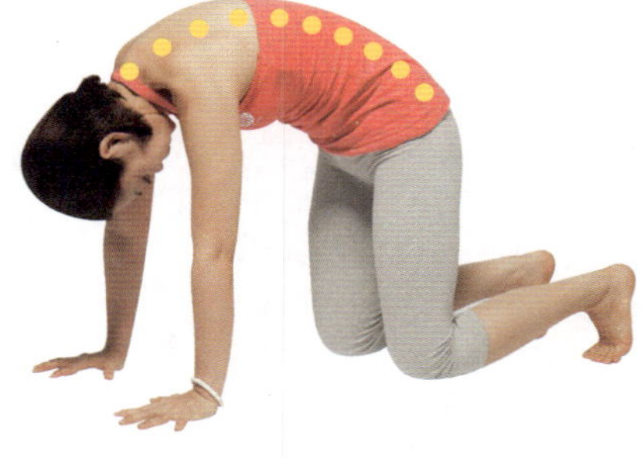

蝴蝶脚

增加子宫和输卵管的
血液循环

有感觉的部位

腹部前侧，髋关节周围，促进骨盆及生殖系统的血液循环，舒缓生理疼痛。

[脚掌相对，双手往后拉长]

躺姿，脚掌对脚掌，双手往后拉长，停留3～5分钟，维持平顺自然的呼吸。

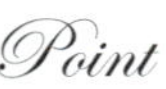

生理期来时腰部容易酸痛，可以在臀部及腰部下方垫毛巾或是瑜伽砖，提升舒适感。

停留时间
3~5
分钟

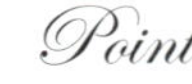

如果感觉到膝盖有压力，可以在膝盖下方垫毛巾或是枕头，保护你的膝盖。

桥式

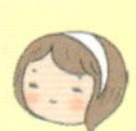

促进骨盆腔的
血液循环

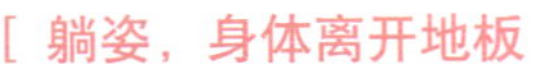

[躺姿，身体离开地板]

躺姿，双腿弯曲，双脚打开和臀部同宽。

吸气，延伸脊椎打开胸口，吐气，双脚稳稳地往地板上扎根，肩胛往地上轻推，让身体离开地板，髋关节轻轻往上推，双手于背后十指互扣，停留10个呼吸，动作重复5次。

有感觉的部位

① 大腿前侧。
② 髋关节前侧。
③ 腹部的位置。

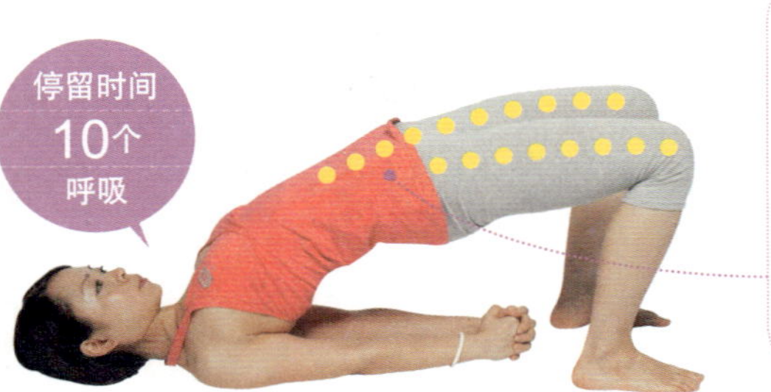

停留时间
10个
呼吸

Point

肚子轻轻地往内收，不要让腰椎往前推，可保护腰椎及膝盖，大腿前侧往前方延伸，如果感到腰酸，请慢慢让身体回到地板上休息。

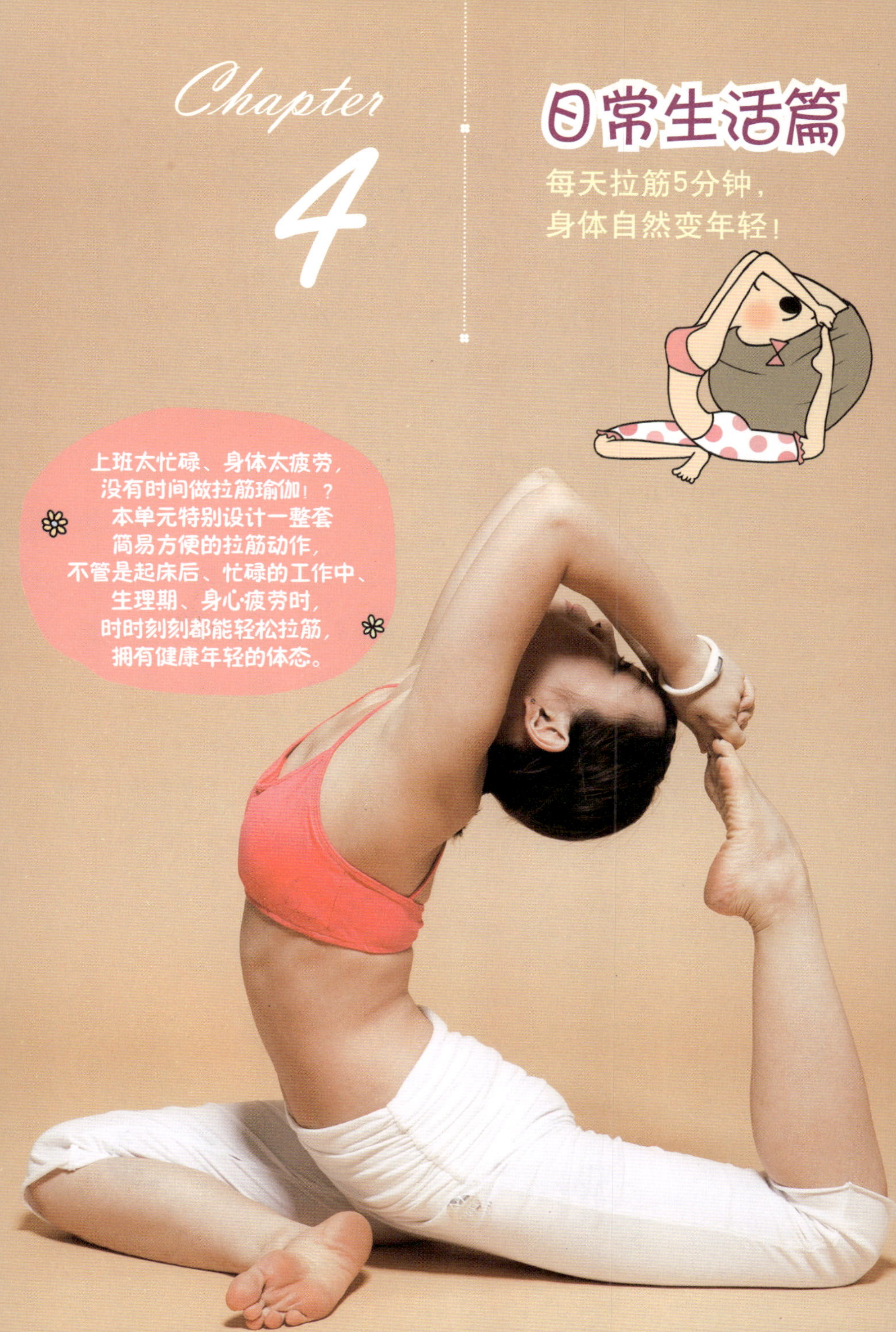

Chapter 4

日常生活篇

每天拉筋5分钟，
身体自然变年轻！

上班太忙碌、身体太疲劳，
没有时间做拉筋瑜伽！？
本单元特别设计一整套
简易方便的拉筋动作，
不管是起床后、忙碌的工作中、
生理期、身心疲劳时，
时时刻刻都能轻松拉筋，
拥有健康年轻的体态。

当你在睡觉的时候，会因为身体很长时间维持在同一个姿势，容易造成脊椎的受力面积不均，两边的椎体也会像桥墩一样承受很大的压力，起床后就可能会有腰酸背痛的情况发生。眼睛睁开时，先不要急着起身，可以让你的脊椎先活动一下，做一些缓和的拉筋动作，再从侧面起身，不但可以保护脊椎，更能减少闪到腰的情况发生。

Step 1 [延伸手脚]

吸气时，双手往上延伸，双腿伸直，脚尖往下压，延伸拉长整个身体和脊椎。

吐气的时候，完全放松身体，重复此动作5次。

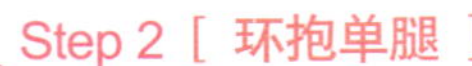

Step 2 [环抱单腿]

弯曲右腿，双手环抱在右腿膝盖前方，让大腿靠近胸部，停留10个呼吸，缓慢还原后换边。

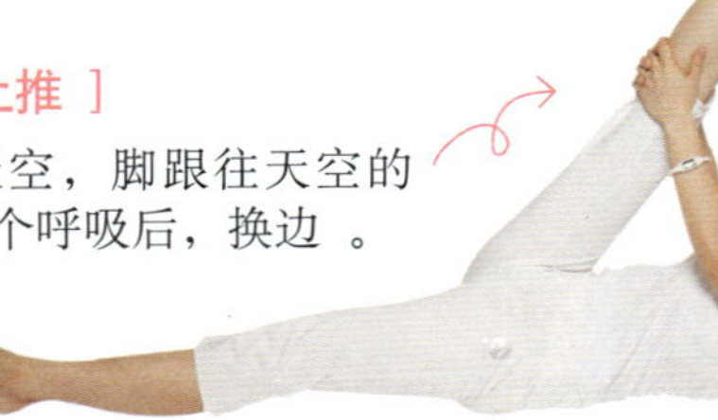

Step 3 [脚跟上推]

右脚指向天空，脚跟往天空的方向推，停留10个呼吸后，换边 。

Step 4 ［ 扭转身体 ］

右腿弯曲倒向左边，右手往右边打开，目光往右看，停留10个呼吸后，换边。

Step 5 ［ 环抱双脚 ］

双手环抱双脚靠近身体，放松整个下背和臀部后侧，停留10个呼吸。

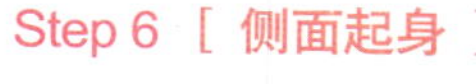

Step 6 ［ 侧面起身 ］

结束缓和的拉筋动作后，身体往左边侧躺，右手推地，让身体从侧面坐起来。

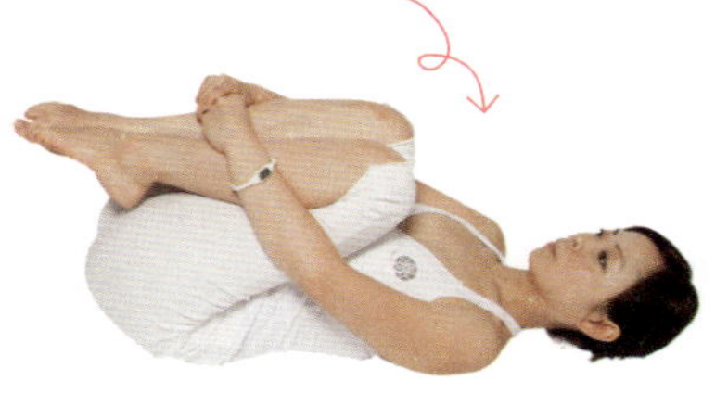

经过了一个上午的工作，肩颈、腰部的肌肉也开始觉得疲劳了，利用中午休息的时段，放松肩颈和腰部疲劳的肌肉，轻松简单的动作，不但可以促进消化、帮内脏做按摩，更能帮身体充电，为接下来的忙碌工作做好准备。

Step 1 ［ 扭转上身 ］

坐在椅子上，臀部坐正不要移动，身体从下腹部往右边扭转，左手放在右膝外侧，右手放在椅背上，停留10个呼吸后，换左边动作。

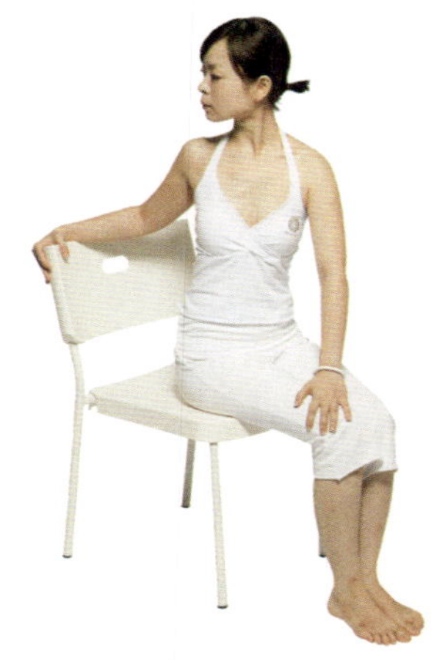

Step 2 ［抱头扭转］

双手互扣放在后脑勺上方，肩膀稳定往下，臀部坐正不移动，身体往右边扭转，停留10个呼吸后，换边。

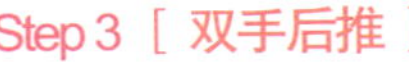

Step 3 ［双手后推］

双手互扣在身体后方，吸气，打开胸口前侧，肩膀微微往后转，吐气，肩膀稳定向后延伸，不要把腰往前推，视线斜看上方，停留10个呼吸。

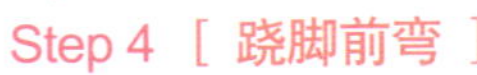

Step 4 ［跷脚前弯］

左脚跷脚在右腿膝盖上，身体坐直，感觉左腿臀部、大腿外侧，髋关节周围的伸展，停留10个呼吸后，换边。

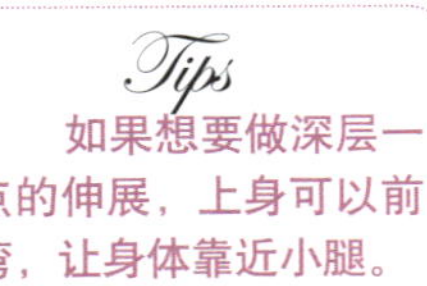

Tips

如果想要做深层一点的伸展，上身可以前弯，让身体靠近小腿。

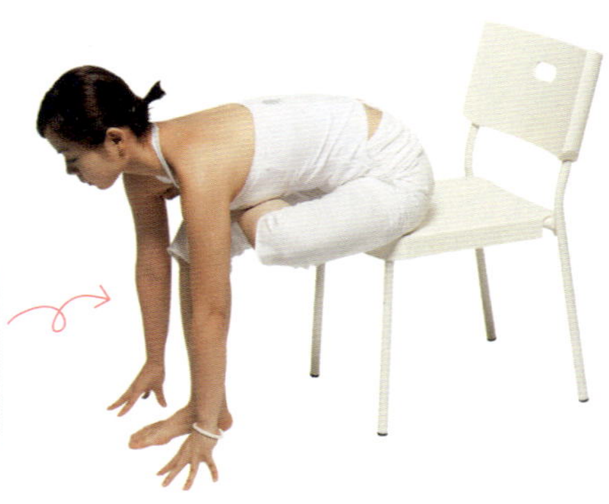

上班上到开始觉得肩颈酸痛、头部胀痛、昏昏欲睡了吗？赶快起来动一动吧！当你开始觉得有点疲劳时，千万不要置之不理，适时地把疲劳舒展开，不但能让你的身体得到充分放松及伸展，更有助于提升工作效率，挥别扰人的杂事，你现在累了吗？放下手边的工作，一起来动一动吧！

Step 1 [拉手延伸]

吸气，右手拉住左手腕，吐气，身体往右边延伸，停留10个呼吸，缓慢还原后换边。

Step 2 [单脚后弯]

右手扶住桌子或椅子，左脚往后弯曲，左手抓住左脚踝，从左边大腿前侧开始往后拉，停留10个呼吸后换边。

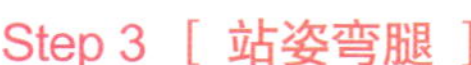

Step 3 [站姿弯腿]

右腿往前方弯曲90度，膝盖和脚指头朝前，双手撑在膝盖前侧，脊椎往上延伸，拉长左边大腿髋关节前侧和腹部的地方，停留10个呼吸后，换边动作。

Step 4 [拉背延伸]

双脚打开为两倍肩宽，双手扶在椅背上，伸展腿后侧和背部的地方，停留10个呼吸。

生理期期间子宫内的平滑肌收缩，容易造成下腹部疼痛和腹胀，也会引起腰酸的状况，身体容易因为这样而产生水肿的情形，这个时候不适合做剧烈的运动，你可以做一些轻松且温和的拉筋瑜伽动作，促进骨盆腔内的血液循环，帮助舒缓生理期的不适。

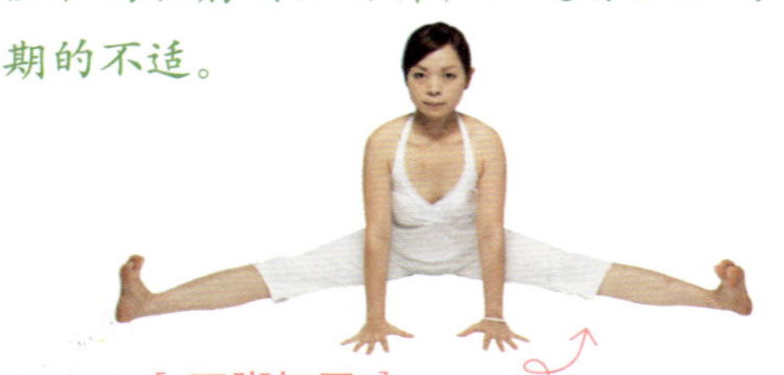

Step 1 ［ 双脚打开 ］

双脚打开比肩宽，身体向前伸展，停留10个呼吸，不要驼背，如果膝盖下方痛，可以垫毛巾，此动作可伸展髋关节及大腿后侧。

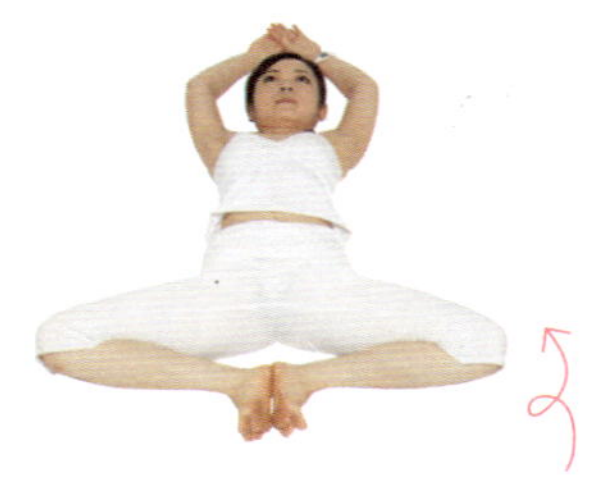

Step 2［ 脚掌相对 ］

躺姿，脚掌对脚掌平放在地板，双手往上拉长后放松，双脚不要用力，停留3～5分钟。

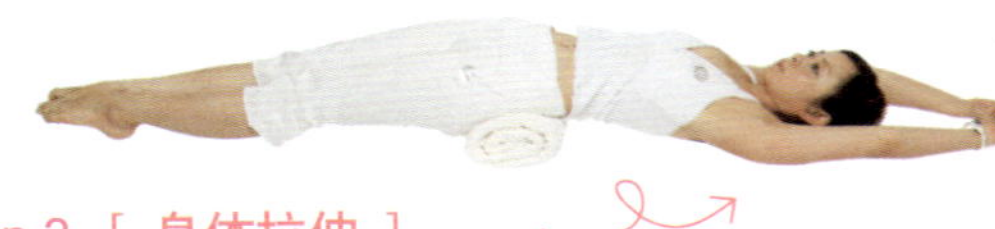

Step 3 ［ 身体拉伸 ］

在骨盆后侧垫瑜伽砖或毛巾，手脚分别往上、下延伸拉长，脚尖下压，停留3～5分钟。

Step 4 ［ 前侧伸展 ］

双脚打开和臀部一样宽，双手背在身体后侧，十指互扣，吸气停留，吐气，双脚踩地板，让整个身体离开地面，用臀部及腿后侧的力气将身体推高，不要用腰的力气，停留10个呼吸。

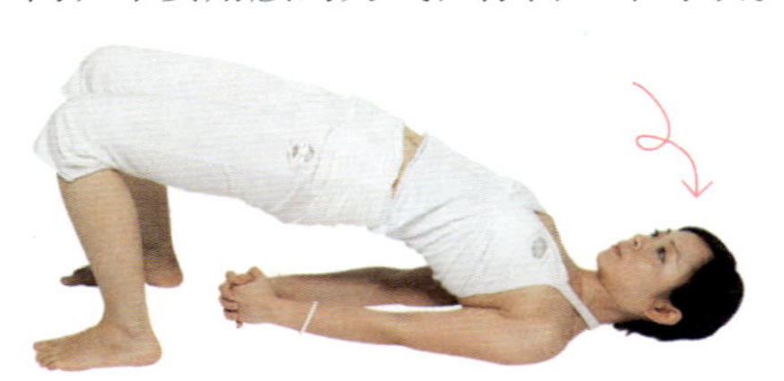

Step 5 ［ 双腿扭转 ］

双腿弯曲往左边倒，右手往右边打开，头转向右边，停留3～5分钟后，换边动作。

Chapter 5

有问必答篇

最想知道的拉筋问题，
全部一次收录。

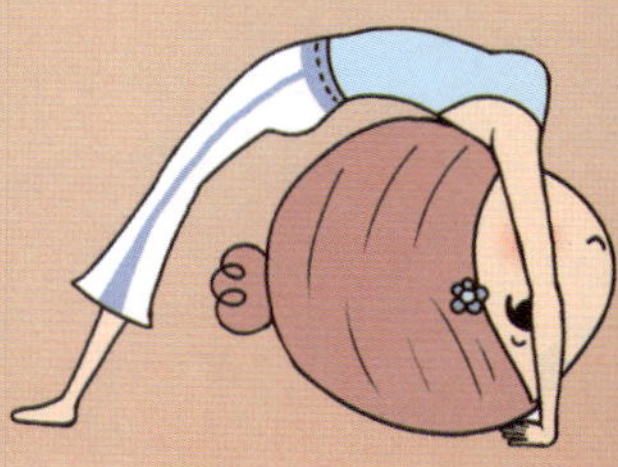

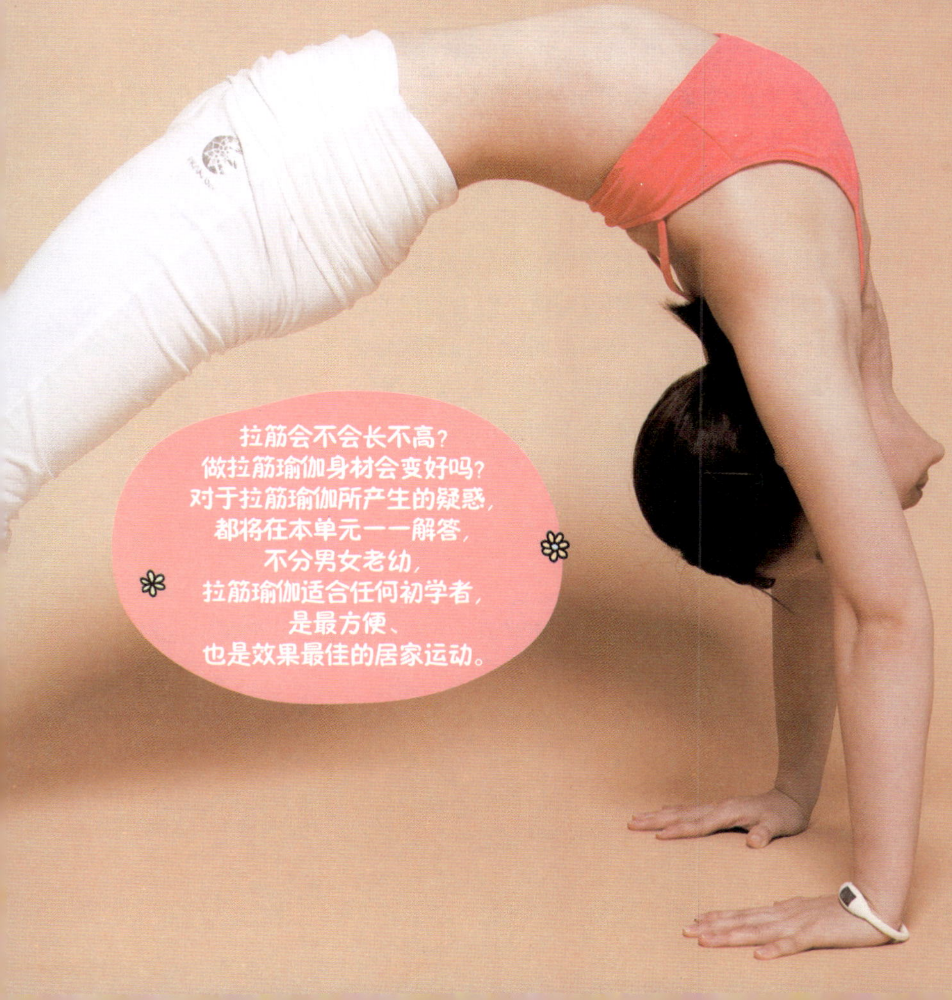

拉筋会不会长不高？
做拉筋瑜伽身材会变好吗？
对于拉筋瑜伽所产生的疑惑，
都将在本单元一一解答，
不分男女老幼，
拉筋瑜伽适合任何初学者，
是最方便、
也是效果最佳的居家运动。

Q1. 常做拉筋瑜伽，腿会变粗吗？

一定不会喔！做拉筋瑜伽反而会让腿变得修长，双腿线条更漂亮。

下肢循环不良、姿势不正确、肌肉过度使用等，都是造成双腿水肿或是粗壮的原因，拉筋瑜伽不但能促使下肢循环良好，而且还可以放松腿部僵硬的肌肉，恢复应有的弹性，血液循环变好，肌肉变得有弹性了，想拥有一双美腿就再不是遥不可及的梦了！

Q2. 女性生理期期间，可以做拉筋瑜伽吗？

可以，生理期期间做拉筋瑜伽能舒缓疼痛和不适感。

中医认为，生理期期间如果久坐或久站，都很容易导致“气滞”及“血瘀”，更容易让身体脏器产生功能障碍，容易引发妇科方面的疾病，尤其月经前及月经期间的疼痛，严重者可能导致不孕症；以西医的理论来看，生理期期间长时间久坐或姿势不佳，经血容易逆流，造成慢性骨盆腔充血，骨盆会隐隐作痛而刺激周围神经，造成肿胀，引发痛经。

生理期期间不适合做剧烈运动，因为剧烈的运动会让全身血液循环加快，造成经血量增加。生理期期间除了注意饮食之外，拉筋瑜伽是一个很好的选择，它属于平静温和的伸展，可以舒缓因子宫收缩所产生的不适感，让骨盆周围的血液循环变好，还能有效地舒缓痛经的毛病。

Q3. 我是个极少运动的人，也没有做过任何瑜伽，适合做拉筋瑜伽吗？

当然可以，拉筋瑜伽最适合初学者，它是最简单、最方便，也是效果最佳的运动方式。

不分年龄、不分男女老幼，拉筋瑜伽适合任何人练习，尤其当你长期被各种酸痛所困扰、姿势不良、患有旧疾或是年龄大不能做剧烈运动等，不要担心动作太难、太累做不到，只要你有心想要改善身体的状况，拉筋瑜伽一定可以带给你前所未有的舒畅感。

Q4.脚受伤或腰受伤可以做吗？

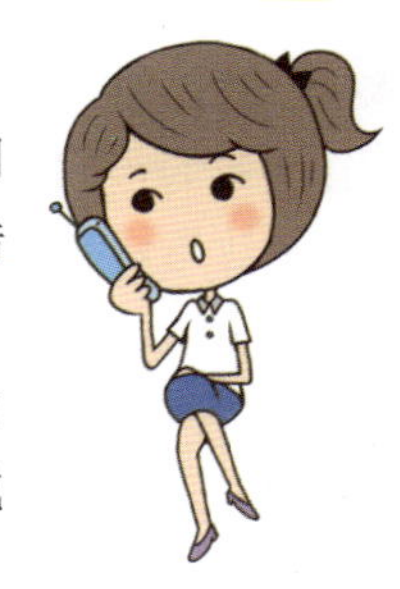

受伤的时候，建议先去看医生喔！

先确认一下伤到的地方是哪里，骨骼的部分有没有问题？肌肉有没有发炎的情况？如果骨头和肌肉都处在错位、发炎的情况下时，那么就请先停止做拉筋瑜伽。

拉筋瑜伽不是主要的治疗方法，但却是一种很棒的自我复健方式，通过专业医师的诊断及治疗，让拉筋瑜伽成为平时保养辅助的练习，这才是正确的养生之道。

Q5.软筋体质的人适合做拉筋瑜伽吗？

适合，拉筋瑜伽对于软筋体质的人是很有帮助的！

其实有很多人都不知道自己是软筋体质，软筋体质在医学上的正式名称叫“良性关节过松症候群”，有这种特殊体质的人，全身关节会异常的松动，关节处都会有过度弯曲的情形，但是因为大部分情况下并不会伴随严重的健康问题，所以临床上才会用“良性”这个形容词。

拥有软筋体质的人，因为用来稳定关节的韧带是松的，使得筋骨处也较容易受伤，同时也会伴随着以下几种特殊的状况：

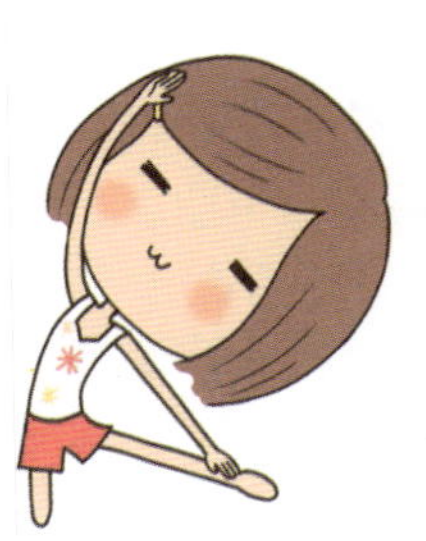

1. 肌肉会比别人的容易僵硬。
2. 常常这边扭到，那边拉伤。
3. 一旦受伤，就会拖很久才复原，但又好像不会完全好。
4. 明明很年轻，没有做什么粗重的工作，但却经常莫名的腰酸背痛、肩颈僵硬。
5. 脊椎侧弯的比例比别人高。
6. 经常伴随过敏体质。

如果你是软筋体质的人，做拉筋瑜伽对你来说是很有帮助的，当你在做动作时，要记得在关节处下方垫毛巾来保护你的关节，尤其是膝关节、肩关节和肘关节。做动作时可以微弯你的关节，不要硬推或硬拉，平时也要加强锻炼肌力，来帮助支撑不稳定的关节，才是根本之道。

Q6. 可以天天拉筋吗？拉筋的频率及时间如何调配？

当然可以，天天拉筋效果更好。

我们每时每刻都在使用身体，像是机器一样运作，辛苦了一整天，当然要让身体有休息的时候，拉筋就是让我们的身体休息，就像是帮机器保养、上油一样。

一大早起床后，轻松地做一下拉筋瑜伽，帮助唤醒沉睡了一个晚上的肌肉，也能让你拥有一个清晰的头脑，来迎接一天的工作与挑战；洗完澡后也是一个最佳的拉筋时间，当我们刚刚沐浴完时，身体的血液循环是最好的，这时候做拉筋瑜伽有加分的效果，此时的肌肉会使循环变好，伸展起来也会更彻底、更有效率，你可以将整个拉筋时间延长至40分钟，留给自己一个帮身体做SPA的时间吧！

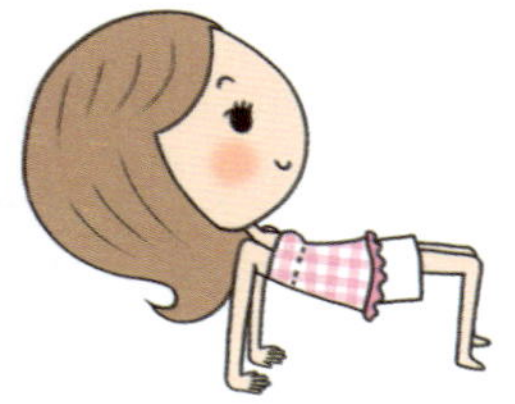

Q7. 做拉筋瑜伽可以变瘦吗？如果经常拉筋身材会变好吗？

拉筋瑜伽可以改变你的身型和体态，变瘦、变美都是拉筋瑜伽带来的附加价值。

身体常常因为姿势不良、使用不当，造成肌肉受力不平均，身体失去了完美曲线，往往都是体态的问题。就像一颗西瓜在成长的过程中，就装进方形的容器里，等到西瓜长大后，就变成方形西瓜是一样的道理，如果身体结构不对，肌肉生长的位置自然也就不对了。

喜欢跷脚，会让你的屁股一大一小；久坐族，会让腹部、臀部肥大；长期使用电脑的人群也很容易拥有虎背熊腰的体态……很多人在做了拉筋瑜伽后会说：“他的体重变化不大，但是衣服尺寸居然可以小两个号。”真的是太神奇了！拉筋瑜伽能帮助骨骼和肌肉的位置回到最理想的状态，位置对了，身材自然也就变好了！

Q8. 做拉筋瑜伽会不会长不高？为何体操选手都不高呢？

拉筋不是造成身体长不高的主要原因。

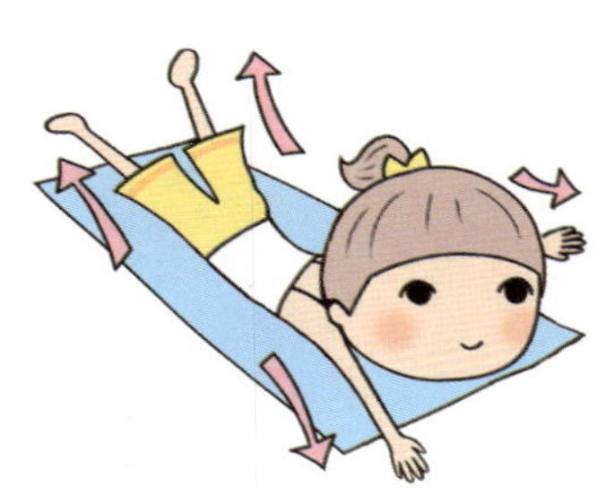

一般的印象中，体操选手的体型都是瘦瘦小小的，主要原因是身形娇小的选手适合那样的运动，如果你的身高过高，反而容易被淘汰，所以就造成我们所看到的体操选手都不高的情形，就像是打篮球的选手一样，会被认为身高很高。

控制长高的主要结构是骨头的生长板，如果你的生长板已经闭合，再加上错误的拉筋或是锻炼肌肉，相信对长高都是没有帮助的，所以正确的拉筋动作、均衡饮食、良好的生活习惯才是让身体成长的最重要因素。

Q9. 长久不运动的人，长跑过后隔天会产生腿部酸痛，这种状态下还可以拉筋吗？

当然可以，在这种酸痛的状态下做拉筋瑜伽可以让酸痛恢复得更快。

这种酸痛在医学上称为“迟发性肌肉酸痛”，是因为肌肉离心收缩，造成肌纤维被破坏所产生的现象，走路时会感觉有强烈的酸痛感，就像钢铁一样沉重。

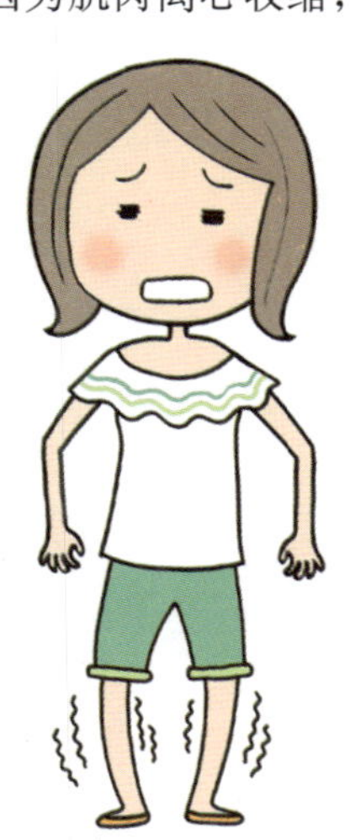

身体在还没有做热身时，就让肌肉重复做离心收缩的动作，肌肉收缩的同时又必须被强迫拉长，如跑步、爬山、爬楼梯、骑脚踏车等，这时肌肉一直负担刹车的动作，来抵消冲击力，反而破坏肌肉，再加上事后没有做伸展复原的动作，以致大量乳酸堆积在腿部，酸痛就是这样产生的。

这个时候做拉筋瑜伽最合适了，拉筋瑜伽可以帮助加速肌肉的血液循环，快速地代谢乳酸堆积，让过度使用的肌肉得到放松，达到恢复的效果。

Q10. 睡前做拉筋瑜伽，有助于长高吗？

肌肉放松了、脊椎压力得到释放，自然有助于长高。

我们一整天的姿势，不外乎就是站姿或坐姿，不管你是坐了一天或是站了一天，对脊椎来说都是承受了一整天的压力，再加上驼背、跷脚、三七步、穿了一整天的高跟鞋等外力的影响，都会造成脊椎挤压，让外形看起来老态龙钟、虎背熊腰的，当身体的上下左右失衡时，看起来身型就会变得肥厚、短小。

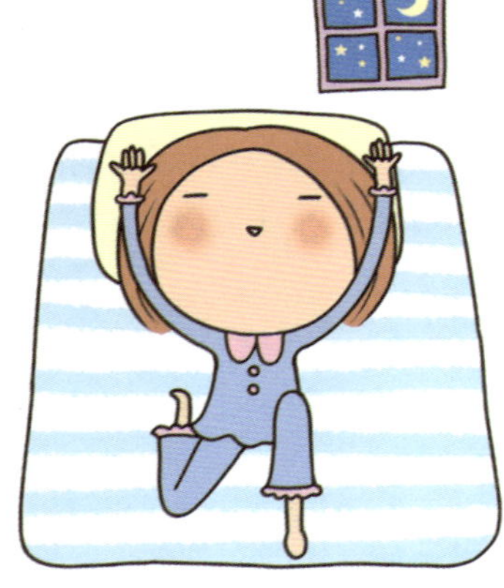

长高的主要原因在于生长板的分裂，生长因子的分泌，在黑暗的夜里是最旺盛的，所以“睡眠”很重要，我们通常会听到这样的说法：“早上起床时身体会比平时长一寸”，这句话并不是没有道理，如果我们每天养成早睡的好习惯，并且在睡眠时关掉所有灯光，就能有助于长高。

睡前的拉筋瑜伽能够舒缓一整天工作所产生的疲劳，帮助脊椎恢复弹性，放松全身的肌肉，更可以使脊椎与脊椎中间缝隙的压力得到释放，肌肉平衡了、驼背不见了，自然会有长高的效果。

Q11. 什么样的人不适合做拉筋瑜伽？

如果你有下列情况，请考虑先暂停：

1. 骨折，如果骨折的部位还没痊愈或是无法确定，请停止练习。
2. 想要伸展的部位正在发炎，请先持续冰敷并停止练习。
3. 软组织出血或是关节积血，也请暂停练习。
4. 怀孕中的孕妇，请在医生或专业指导员的指导下练习。

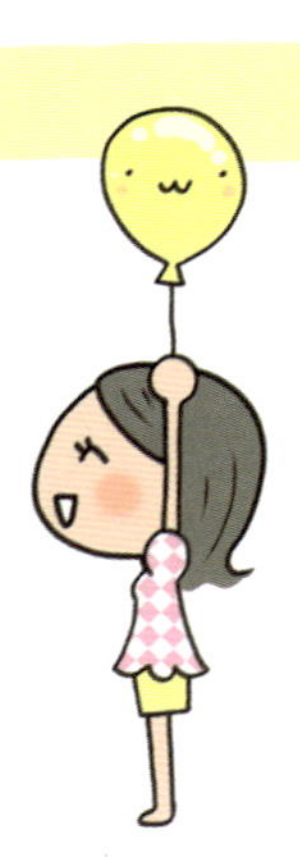

Q12. 做完拉筋瑜伽的隔天，身体非常酸痛，是正常的吗？可以继续拉吗？

可以的，但要特别注意调整你的停留点。

做完拉筋瑜伽隔天身体如果非常酸痛，表示你在当下停留的位置太过头、太勉强了，你让你的头脑来控制身体，却忘记倾听身体发出来的声音。试试看在今天做拉筋瑜伽前，先洗个热水澡，帮助全身的肌肉放松，让血液循环变好后，再开始做拉筋瑜伽的练习。

但是注意今天的停留点，要比你之前做的地方再收回来一点，让身体重新适应拉到的深度，不要忘了，不强求、不比较、不要被外在的形体所迷惑住，静下心来停留、呼吸，这才是最重要的。

Q13. 饭前还是饭后做拉筋瑜伽比较适合呢？

不要处于过饿或是过饱的状态，才是最适合做拉筋瑜伽的时机。

当肚子饿的时候，身体血糖值会下降，血糖值下降时，容易伴随头晕、想吐的现象，这时肌肉不能得到足够的能量，会容易产生抽筋的情形。

肚子饿，会让注意力无法集中，拉筋瑜伽是属于较久的停留，当停留的时候，大脑会因为肚子饿而一心一意地想着食物，根本无法专注在自己身体的变化上，那就丧失了拉筋瑜伽所强调“有意识停留”的意义了。

开始做拉筋瑜伽前40分钟或1小时，可以吃些高纤且容易消化的食物，尽量避免汤汤水水的食物，也不要吃得过饱，吃太饱会让身体内脏器官忙于消化，血液都往胃部流，人容易变得昏昏沉沉的，这时候做拉筋瑜伽，会挤压胃里面的食物，使食物不好消化，影响到血液循环，造成附近肌肉容易抽筋，也会产生呕吐感，这样就非常不好了。

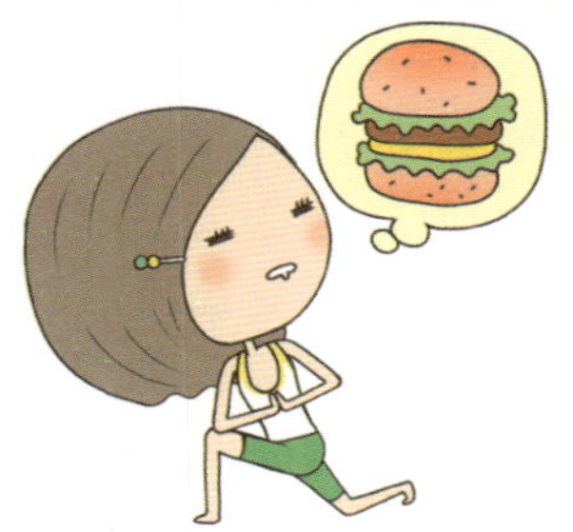

所以当你要做拉筋瑜伽的前40分钟到1小时，吃点高纤且容易消化的食物，不要处于过饿或是过饱的状态下，这样的身体状态才是最适合做拉筋瑜伽的时机。

Q14. 拉筋瑜伽，是不是越痛效果越好？

肌肉伸展要拿捏适中，并不是越痛才代表效果越好。

“身体有问题，才会痛！”身体通过痛这个感觉来告诉你身体出了问题，肌肉伸展的力度要拿捏适中，并不是越痛才代表效果越好。

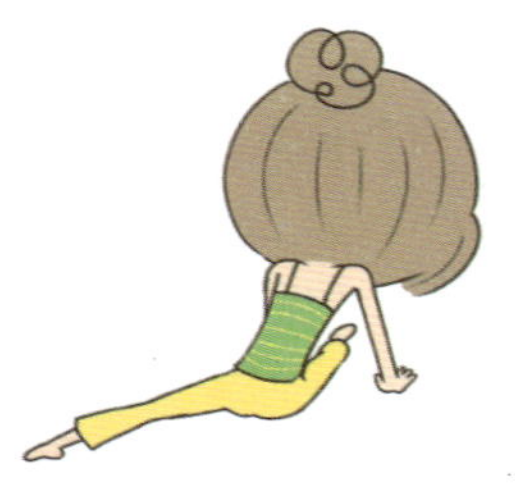

身体肌肉是活的，所有的肌肉都有神经在支配，当你拉得太猛太快时，运动神经元会通知大脑，告诉它，现在你的身体是有危险的，此时肌肉反而会强力收缩，变得僵硬、更紧张，目的是为了来保护身体，这样一来硬碰硬，反而无法真正地的将肌肉伸展开来，只会产生反效果。

Q15. 做拉筋瑜伽的过程中，如果感觉麻麻的该怎么办？

当麻的时候，请缓慢回复，回到原点休息一下吧！

越容易麻的部位，通常都是越有问题的地方，麻的产生有两种情况，一种是血液循环不良，另一种是压迫到神经。

1. 因为血液循环不良，氧气没办法提供到该处，所以才会有麻的情况产生，也是一种肌肉缺氧的现象。这时候你可以微微移动一下该处，如果那阵麻的感觉渐渐消失，就可以继续停留，如果移动之后还是持续麻，那么，请缓慢回复到放松的位置吧！

2. 紧绷的肌肉压迫或卡到神经，所以才会产生麻的感觉。压迫到神经的麻是持续性的，就算离开那个姿势，还是会持续麻，通常如果压迫到颈神经丛时，手指、手臂及肩膀甚至头会持续麻；如果是压迫到腰荐神经丛的时候，脚指头、小腿、大腿甚至臀部会产生持续麻的感觉，这就不是我们所期望得到的结果了。

所以当你麻的时候，回到原点，休息一下吧！

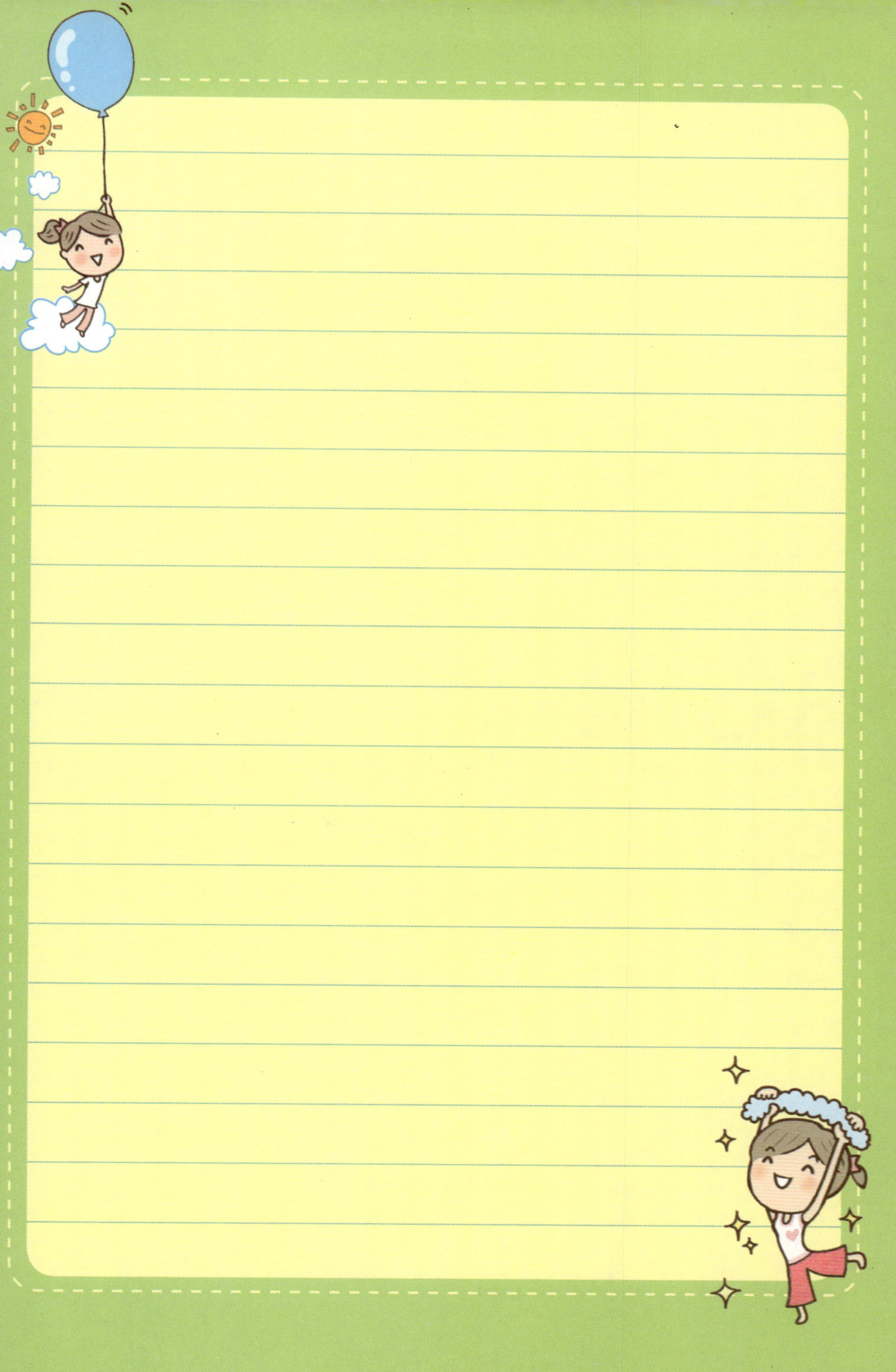

图书在版编目（CIP）数据

拉筋瑜伽物语 / 羽暄著.
—北京：中国传媒大学出版社，2011.3

ISBN 978-7-5657-0183-2

Ⅰ.①拉… Ⅱ.①羽… Ⅲ.①瑜伽—基本知识 Ⅳ.①R214

中国版本图书馆CIP数据核字(2011)第034663号

本著作通过四川一览文化传播广告有限公司代理，
由台湾采实文化事业有限公司授权出版中文简体字版。

北京市版权局著作权合同登记图字：01—2011—2065号

拉筋瑜伽物语

著　　者 羽　暄
责任编辑 欧丽娜
责任印制 曹　辉
封面设计 耿兆丰
出 版 人 蔡　翔

出版发行 中国传媒大学出版社（原北京广播学院出版社）
地址：北京市朝阳区定福庄东街1号　　邮编：100024
电话：86-10-65450532　65450528　　传真：65779405
http://www.cucp.com.cn
经　　销 全国新华书店

印　　刷 北京印刷集团有限责任公司印刷一厂
开　　本 880×1230mm　1/32　印张/4.5
版　　次 2011年6月第1版　2011年6月第1次印刷
书　　号 ISBN 978-7-5657-0183-2 / R · 0183　　定　价：25.00元